Günter Dobler, Waldemar Birkholz
Gesundheit maßgeschneidert – mit dem Muskeltest

Gesundheit
mit dem

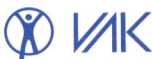

Günter Dobler
Waldemar Birkholz

maßgeschneidert – Muskeltest

VAK Verlags GmbH · Kirchzarten bei Freiburg

Hinweise des Verlags

Dieses Buch dient der Information über Gesundheitsvorsorge mit Hilfe von Muskeltests aus der Angewandten Kinesiologie. Die dargestellten Verfahrensweisen haben sich in der Praxis als sicher und effektiv bewährt. Soweit sie über den Rahmen der Selbsthilfe hinausgehen, setzt ihre Anwendung intensive Schulung voraus. Wer sie anwendet, tut dies in eigener Verantwortung. Die Autoren und der Verlag können keine Haftung für eventuelle Probleme übernehmen, die sich direkt oder indirekt aus der Anwendung ergeben.

Autoren und Verlag beabsichtigen auch nicht, Diagnosen zu stellen und Therapieanweisungen zu geben. Die hier beschriebenen Verfahren sind nicht als Ersatz für professionelle medizinische bzw. naturheilkundliche Behandlung bei ernsten gesundheitlichen Beschwerden zu verstehen.

Die Deutsche Bibliothek – CIP-Einheitsaufnahme
Dobler, Günter:
Gesundheit maßgeschneidert mit dem Muskeltest / Günter Dobler ; Waldemar Birkholz. – Kirchzarten bei Freiburg : VAK, 1999
ISBN 3-932098-56-0

© VAK Verlags GmbH, Kirchzarten bei Freiburg 1999
Grafiken: Karin Glöggler, Waldemar Birkholz
Fotos: Günter Dobler, Waldemar Birkholz
Umschlag: Hugo Waschkowski
Satz und Layout: Norbert Alvermann
Druck: Kessler, Bobingen
Printed in Germany
ISBN 3-932098-56-0

Inhalt

Vorwort

Krankheit und Gesundheit sind keine absoluten Kriterien. Sie stellen lediglich die Endpunkte einer Skala dar. Im Regelfall spielt sich das menschliche Leben irgendwo dazwischen ab. Gesundheit kann nicht auf Knopfdruck hergestellt werden. Sie ist nicht von außen erzwingbar. Gesundheit wird nur möglich, wenn die Selbstheilungskräfte oder, wie man es früher bezeichnete, „der innere Arzt" optimale Bedingungen vorfinden.

Seit mehr als einem Jahrzehnt streiten Gesundheitsfunktionäre und Politiker über Neuansätze im Gesundheitswesen. Dabei konzentriert man sich ausschließlich auf strukturpolitische Veränderungen. Daß auch medizinisch-inhaltliche Defizite zur Kostenkrise beigetragen haben, wird nicht zur Kenntnis genommen. Die gescholtene Organmedizin auf der einen Seite wird zwar zunehmend ergänzt durch eine psychosomatisch ausgerichtete Medizin. In der Realität erweist sich jedoch gerade die zunehmende Zahl funktioneller Erkrankungsbilder und Befindlichkeitsstörungen als besonderes Problem für beide Denkrichtungen. Weiterhelfen können keine standardisierten Therapieschemata, sondern nur individuelle Konzepte.

Aufgabe des verantwortungsvollen Therapeuten ist es, ein Diagnostik- und Behandlungsprogramm „maßzuschneidern". Er muß dabei oft wie ein Kommissar vorgehen, um aus Anamnese und Untersuchung Indizien zu sammeln und somit einer möglichst genauen Diagnose nahezukommen. Die individuelle Biographie des Patienten ist dabei ebenso wichtig wie Aspekte der Konstitution und des Naturells.

Die Therapie soll Bedingungen schaffen helfen, unter denen das Wirken des inneren Arztes nachhaltig möglich wird. Die Erzielung einer optimalen Befindlichkeit ist aus Patientensicht wichtigeer als die bloße Korrektur abweichender Befunde.

Fast immer spielen Fragen einer Stoffwechselentlastung und Verbesserung der Energieregulation eine zentrale Rolle. Für derartige Strategien offeriert die klassische Naturheilkunde eine breite Palette bewährter Verfahren.

Vorbeugung und Vorsorge sind besser als Behandlung. Gelingt es dem einzelnen, frühzeitig durch vernünftige Lebensweise und richtiges Gesundheitsverhalten die krankmachenden medizinischen Risikofaktoren zu reduzieren, müssen erst gar nicht die zur Verfügung stehenden Behandlungsverfahren zur Wiedergesundung des Menschen eingesetzt werden. Wer frühzeitig Eigenverantwortung übernimmt, erhöht seine persönliche Lebensqualität und Lebensperspektive. In diesem Sinne will das vorliegende Buch einen

Beitrag zur individuellen Gesunderhaltung leisten. Eine entsprechende
Verbreitung ist ihm daher zu wünschen.

Dr. med. Rainer Matejka

Arzt für Allgemeinmedizin und Naturheilverfahren, Präsident des Deutschen Naturheilbundes e. V., Ressortlei-
ter der Zeitschrift *Naturarzt,* Autor des
Buches *Damit Gesundheit bezahlbar
bleibt*

Danksagung

Beim Zusammenstellen dieses Buches
haben wir wertvolle Unterstützung erfahren von: Herrn Exner, Inhaber der
Edelstein-Großhandlung *Brasil Mine-
raçao* (Ulm), und seinen Mitarbeitern;
Manuela Dobler und Simon Birkholz
als Fotomodelle, Astrid Birkholz als Fo-
tomodell und bei Satz und Computer-
grafik. Wir sind ihnen zu großem Dank
verpflichtet.

Günter Dobler, Waldemar Birkholz

1. Gesundheit, eine Sache des persönlichen Denkens und Handelns

Unser Denken und Handeln in bezug auf die Gesundheit wird entscheidend davon beeinflußt, wie uns unsere Umwelt im Verlauf der Erziehung geprägt hat und unter welchen Glaubenssätzen wir die Realität wahrnehmen. Solche subjektiv meist als Wahrheiten empfundenen Glaubenssätze steuern dann das individuelle Verhalten, und an die objektive Wahrheitsfindung wird oft kein weiterer Gedanke verloren. Verhaltensfehler, Mißverständnisse und Fehlinterpretationen sind dann die Folgen im Handeln des Menschen.

Einige geschichtliche und aktuelle Beispiele menschlichen Denkens und Handelns sollen erläutern, wie das Festhalten an vorherrschenden Überzeugungen weitere Erkenntnisfortschritte behindern kann:

– Sokrates gegen den Hohen Rat (Todesurteil gegen Sokrates; er mußte sterben , weil er nach dem Urteil einflußreicher Kreise die herrschende Lehre und Ordnung in Frage stellte.)
– Galileo Galilei gegen die Lehrmeinung der Kirche (Er untermauerte das neue kopernikanische Weltbild: Die Erde dreht sich um die Sonne und nicht umgekehrt.)
– Ignaz Semmelweis gegen die Zunft der Chirurgen und Frauenärzte (seine Erkenntnisse: Kontaktinfektion als Ursache des Kindbettfiebers; Notwendigkeit der Desinfektion vor jeder Operation)
– Sebastian Kneipp gegen die in Bad Wörishofen praktizierende Ärzteschaft (Er als Pfarrer erzeugte mit seinen Behandlungserfolgen Neid und Mißgunst in der Ärzteschaft; heute gilt er als Wiederentdecker der natürlichen Wasserkur.)
– Ferdinand Sauerbruch gegen die inhumane Patientenversorgung (Er kümmerte sich bei seinen Patienten stets auch um die psychische Komponente der Krankheit.)
– Werner Kollath gegen die ernährungswissenschaftlichen Experten

(Seine Auxon-Theorie wurde von Vertretern der traditionellen Ernährungswissenschaft mit erlaubten und unerlaubten Mitteln diskreditiert. Sein Motto lautete: Laßt die Nahrung so natürlich wie möglich!)
– Manfred von Ardenne gegen die Vertreter der universitären Medizin (Vehemente Ablehnung seiner Therapie aufgrund angeblicher statistischer und methodischer Mängel. Sein Beitrag zur medizinischen Geschichte: Erfindung der Sauerstoff-Mehrschritt-Therapie)
– Julius Hackethal gegen die etablierte medizinische Fachwelt (Er kämpfte sein Leben lang für die wissenschaftliche Anerkennung seiner klinischen Erfahrungen: Das „Raubtier" Krebs sollte nicht durch unnötige Behandlungen aktiviert werden.)

Übliches medizinisches Denken stützt sich auf das Kausalitätsprinzip (Ursache-Wirkungs-Prinzip). Es besagt vereinfacht formuliert folgendes: Eine äußere Ursache (zum Beispiel ein Allergen wie Hausstaub) führt zu einer oder mehreren körperlichen Wirkungen (Symptome wie Hautausschlag, Juckreiz). Und diese können durch ein oder mehrere Verfahren (Indikationen, zum Beispiel Auftragen von Kortisonsalbe) behandelt werden. Dieses Denken übersieht aber, daß vielleicht ein komplexer Zusammenhang im Körper wirkt, ein Prozeß aus mehreren Faktoren oder Dimensionen, der erst zu einem solchen Ergebnis wie eben beschrieben führen kann. Außerdem wurde lange Zeit nicht erkannt, daß zwischen dem Auftreten der Ursache und dem Auftreten der Symptome sehr viel Zeit vergehen kann. Erst wenn wir diese drei wichtigen Einflußfaktoren wirklich begreifen, können wir selbst unsere Gesundheit richtig einschätzen: den Zeitpunkt der *Wirksamkeit* von Krankheitserregern, die *Menge* der aufgenommenen Krankheitserreger und die Wirkungskomplexität unseres eigenen Körpers.

1.1 Ist Gesundheit eine Frage der persönlichen Einstellung?

Bei der Auseinandersetzung mit der eigenen Gesundheit erfährt der einzelne je nach persönlicher Einstellung unterschiedliche Informationsschwerpunkte zum Thema „Gesundheit" und „Krankheit". Während für den kritisch Informierten Krankheit ein besonderer Weg der Herausforderung wird, fällt für Uninformierte bei Auftreten einer Krankheit plötzlich eine Welt in sich zusammen. Die einen suchen selbst alle möglichen Informationen darüber, welche Wege nun neu beschritten werden müssen, um wieder gesund zu werden; die anderen begeben sich kritik- und widerspruchslos in die Hand von medizinisch erfahrenen Experten und hoffen auf Genesung. Die „Aktiv-Kranken" meinen, daß ihnen die medizinische Wissenschaft nur vorgaukele, die Wahrheit zu kennen. Sie handeln nach dem, was sie selbst glauben. Die „Passiv-Kranken" hoffen auf andere und nehmen dankbar die Hilfe von Experten an.

Trotz vieler neuer Erkenntnisse erhalten wir jedoch kaum Antworten auf unsere persönlichen und wichtigen Fragen, sowohl allgemein als auch unter gesundheitlichen Aspekten:

- Weswegen führen Menschen Auseinandersetzungen, im kleinen und im großen?
- Weshalb bin ich nicht mehr kommunikationsfähig?
- Woran liegt es, daß gesellschaftliche und medizinische Notstände existieren, wenn der Mensch von sich aus gut sein soll?
- Wieso bin ich krank geworden?
- Was hat tatsächlich meine Allergie verursacht?
- Warum reagiert mein Körper anders als der anderer Menschen?

Viele Fragen für den einzelnen, aber kaum eine brauchbare Antwort, wenn wir uns nicht intensiv mit diesen Fragestellungen auseinandersetzen. Manchmal könnte man meinen, niemand hat recht, aber es irrt sich auch keiner. Wem sollen wir glauben? Welcher Richtung sollen wir folgen? Das Suchen von esoterischen Wege zur individuellen Wahrheit scheint derzeit in den Einstellungen bestimmter Menschen vorrangig zu sein. Ob der Suchende jedoch die Wahrheit erfährt, welche er wissen möchte, kann oft erst nach Jahren beantwortet werden. Vielleicht ist die dort erfahrene „Wahrheit" auch nur eine Teilwahrheit? Setzen wir uns nicht bewußt mit unserer Gegenwart und Zukunft auseinander, so werden alle eingeschlagenen Hilfswege nicht zu dem führen, was wir uns wünschen: Gesundheit, auf uns bezogen, für uns gemacht – also die maßgeschneiderte Gesundheit.

1.2 Gesundheit ist von vielerlei Faktoren abhängig

Das Gesicht der Krankheitslehre (Pathologie) hat sich in den letzten Jahren stark verändert, betrachtet man die Erfahrung aus der täglichen naturheilkundlichen Praxis. Einerseits hat die moderne Medizin bei der Entdeckung von Krankheitsbildern große Fortschritte erzielt. Es tauchen andererseits aber immer mehr unklare und chronisch werdende Krankheitsbilder auf, die mit diesem schulmedizinischen Denkansatz (eine Ursache führt zu einer Wirkung) nicht umfassend erklärt werden können. Man findet heute kaum mehr Krankheiten, die nur *eine* Ursache haben, sondern immer mehr Beschwerdebilder, die multikausal sind. Diese mehrschichtigen Ursachenketten haben interaktive Wirkungszusammenhänge. Darum ist optimale Gesundheitsvorsorge auch nur durch ein maßgeschneidertes, viele Ursachen berücksichtigendes Programm möglich. Denn es sollte uns zu denken geben, daß die Natur nur *eine* Gesundheit kennt, nämlich *Ordnung,* und daß im Körper auch nur *eine* Krankheit ausbrechen kann, nämlich *Unordnung.* Oder anders ausgedrückt: Der Körper kann im Grunde genommen nur entweder im Gleichgewicht (Ordnung) oder im Ungleichgewicht (Unordnung) sein. Somit ist aus der Sicht der Naturheilkunde Gesundheit ein Zustand, indem alle Funktionen „in der Balance" sind, und Krankheit bedeutet „aus der Balance" sein. Das Ziel aller Maßnahmen ist es deshalb, durch persönliche, maßgeschneiderte Vorsorge die Gesundheit zu erhalten beziehungsweise die Balance wiederherzustellen, Ordnung im Körper zu erreichen und damit den kranken Körper wieder in einen gesunden Zustand überzuführen. Das erreicht man durch eine Verbindung von schulmedizinischem Wissen und erfahrungsmedizinischen Erkenntnissen. Ziel gesundheitsorientierter Menschen sollte also nicht die Ausgrenzung von Teilbereichen sein, sondern die Erweiterung des Kenntnisstandes um Gesundheit und Krankheit.

Neben den multikausalen Wirkungszusammenhängen stellt die *Kumula-* *tion* von Belastungen und Außenreizen ein weiteres Problem in unserer Gesundheitsplanung dar.

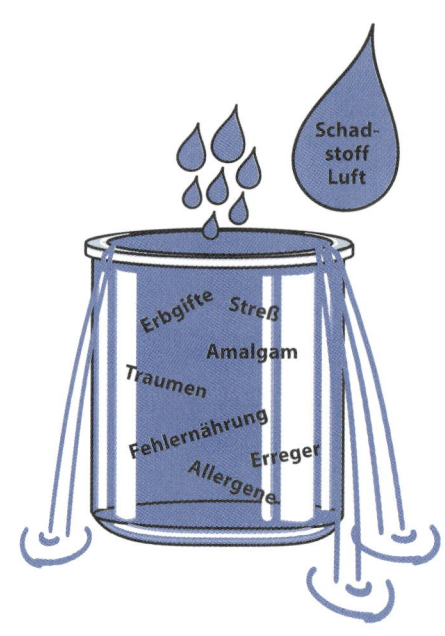

Abbildung 1: Zuletzt bringen wenige Tropfen das Faß zum Überlaufen ...

Der Mensch hat von Beginn an und über die unterschiedlichen Lebensphasen hinweg ein genetisches und lebensbedingtes Potential an Belastungen (Streß, Ärger, Fehlernährung, nicht ausgeheilte Krankheiten, Vererbung, lokale Entzündungsherde, Amalgamplomben usw.) angehäuft, welches sich meist lange in einem Toleranzbereich unterhalb der Reizschwelle befindet, ohne Symptome zu erzeugen. Diesen Zustand könnte man mit einer Regentonne vergleichen: Das Faß ist schließlich randvoll und vermag keinen weiteren Tropfen aufzunehmen, ohne überzulaufen. Kommt zu diesem Zustand ein kleiner Reiz hinzu, so bricht das System zusammen und (Krankheits-) Symptome treten auf; diese sind aber nicht etwa einer einzigen Ursache zuzuordnen (dem Tropfen, der das Faß zum Überlaufen brachte), sondern werden durch die Gesamtbelastung erzeugt. Solche Multikausalität wird in der naturheilkundlichen Praxis täglich durch kinesiologisches Testen bestätigt, und nur unter Berücksichtigung der wichtigsten Einzelfaktoren ist eine erfolgreiche Therapie möglich. Das Ziel darf nicht nur die Beseitigung von Symptomen sein, sondern es muß um das Erreichen einer stabilen Gesundheit gehen. Um noch einmal das Beispiel Regentonne aufzugreifen: Symptombeseitigung würde durch das Ausschöpfen einer geringen Menge Wasser erreicht. Zum Erreichen eines stabilen Gesundheitszustandes sollte die Regentonne jedoch so leer wie möglich gemacht werden, damit die nächste große körperliche, seelische oder geistige Belastung nicht wieder zum Überlaufen (= Zusammenbruch) führt.

Mit den im Kapitel 7 dieses Buches abgedruckten Checklisten zum Austesten können Sie sozusagen das Leeren Ihrer Regentonne durch Ihre Lebensweise optimieren und Ihren Gesundheitszustand in Balance bringen. Bitte arbeiten Sie mit diesem Buch so, daß Sie zuerst Ihren Wissensstand mit den wichtigsten, grundlegenden Informationen zur körperlichen, seelischen und geistigen Ebene erweitern und erst danach durch Testen der jeweiligen Gesundheitscheckliste Ihre persönliche Krankheitsanfälligkeit oder Gesundheitsstärke ermitteln.

2. Maßgeschneiderte Gesundheit: Was Kinesiologie beitragen kann

Die Angewandte Kinesiologie kann als Werkzeug zum Erstellen eines maßgeschneiderten Gesundheitsprogramms für Sie persönlich vielfältige Unterstützung geben. Täglich wollen Fragen zur persönlichen Lebensweise beantwortet werden:

– Welche Ernährung ist für Sie die richtige?
– Welche Lebensumstände wirken auf Sie positiv?
– Sind Sie mit Erfolg partnerschafts- und kommunikationsfähig?
– Belastet Sie der tägliche Streß im Berufsleben?
– Warum sind Sie krank geworden?

Solche Lebensfragen betreffen direkt oder indirekt unsere Gesundheit. Sie können zu Krankheiten führen, welche einer Behandlung bedürfen. In der herkömmlichen Medizin werden heute Informationen über den Gesundheitszustand des Körpers in der Regel mit Diagnose- und Meßinstrumenten er-

mittelt. Je nach ermitteltem Ergebnis schließt sich die entsprechende Behandlung an. In der modernen Medizin überwiegt dabei das technische Instrumentarium (Apparatemedizin). Je genauer das Meßergebnis, desto klarer die Diagnose. Je konsequenter die Ermittlung der Krankheitsursache, desto gezielter kann therapiert werden. Je vielfältiger das Behandlungsinstrumentarium, desto umfangreicher der Behandlungsablauf. Nach allem, was wir aber zum Beispiel über das Auftreten von Krebs bei Menschen in unserer Umgebung gehört haben, dürfen wir berechtigte Zweifel daran haben, daß die moderne Medizin mit ihren Meßverfahren – mögen sie auch noch so ausgefeilt sein – in der Lage ist, *frühzeitig* (und damit rechtzeitig) innere Krankheitszeichen zu erkennen und die richtigen Schlußfolgerungen zu ziehen: Behandlung der Ursachen und nicht Milderung der Symptome. Betrachtet man den jährlich erbrachten

Aufwand solcher medizinischen Leistungen, sollte auch das damit in Verbindung stehende Kostenvolumen nicht unberücksichtigt bleiben. So betrugen zum Beispiel die Ausgaben für die Gesundheit 1995 in Deutschland laut Statistischem Bundesamt 507,1 Mrd. DM; das ist bei einem gesamten Bruttoinlandsprodukt von 3.641,8 Mrd. DM ein Anteil von 13,9 Prozent; dieser Anteil hat seit Jahren regelmäßig ansteigende Tendenz. Betrachtet man dann den durch die moderne Medizin erzielten Behandlungserfolg, dann muß kritisch festgestellt werden: Trotz hoher Kosten der Apparatemedizin ist die Anzahl der akut und chronisch kranken Menschen angestiegen. Die Apparatemedizin kostet sehr viel Geld – ihre „Erfolge" rechtfertigen dies allerdings nur begrenzt, denn sie hat nicht mehr Menschen wirklich ursächlich geheilt oder gesund gemacht.

Akute und chronische Krankheiten reduzieren die Lebensqualität der Menschen. Schon frühzeitig muß der einzelne deshalb verinnerlichen: Die Gesundheit nimmt in der täglichen Lebensplanung einen hohen Stellenwert ein, damit eine Krankheit erst gar nicht ausbricht.

Was wollen wir in diesem Buch nun unter Gesundheit verstehen? Die Weltgesundheitsorganisation versteht unter Gesundheit einen Zustand des körperlichen, seelischen, geistigen und sozialen Wohlbefindens. In der Ganzheitsmedizin und Naturheilkunde erreicht man diesen Zustand durch die Auswahl von Verfahren unter dem Aspekt der geringeren Gesundheitsbelastung, schnelleren und richtigen Krankheitserkennung und schonenderen und ursächlichen Krankheitsbehandlung. Erfolgreich naturheilkundlich behandelte Menschen bestätigen immer wieder, daß solche schonungsvolleren Vorgehensweisen zu für den Patienten häufig erfolgversprechenderen und besseren Ergebnissen führen als die Leistungen der klassischen Medizin mit ihren überwiegend kurzfristig wirkenden Symptombehandlungen.

Schon im Altertum existierten körperspezifische Testverfahren, welche Aussagen über die Körperfunktionen zuließen. Hippokrates benutzte einen einfachen Armtest, um innere Störungen bei Soldaten zu diagnostizieren. (Vgl. Dobler 1999, im Literaturverzeichnis) Im Verlauf der medizinischen Entwicklung vom Altertum zur Neuzeit sind umfangreiche klassische Methoden der Untersuchung durch Hören (zum Beispiel Blutdruckmessung), Fühlen (zum Beispiel Palpieren) und Sehen (zum Beispiel Inspektion des Mund-Rachen-Raums) entwickelt worden. Ab 1964 entwickelte der amerikanische Chiropraktiker George Goodheart Techniken der Angewandten Kinesiologie mit dem dazugehörigen Muskeltest, die bis heute vielfältig weiterentwickelt wurden. Der kinesiologische Muskeltest verfügt über hohe Aussagekraft und wird neben der Krankheitssondierung und -balance in vielfältigen Lebensbereichen eingesetzt. Im nachfolgenden wird die korrekte Durchführung und Handhabung des Tests in allen für Sie wichtigen Einzelheiten beschrieben und erläutert.

Sie erhalten Anleitung zum praktischen Üben des Muskeltests. Suchen Sie sich einen Menschen Ihres Vertrauens, der bereit ist, Ihnen über eine längere Zeit zum Üben zur Verfügung zu stehen und sich auf die neuartigen Erfahrungen beim Testen einzulassen. Gute Erfahrungen hat man mit Ehepartnern bzw. Lebensgefährten oder guten Freunden gemacht. Positiver Nebeneffekt: Das Vertrauensverhältnis zwischen Ihnen beiden kann durch diese Zusammenarbeit gestärkt werden. Wenn Sie sich mit dem Testen abwechseln, können Sie viel voneinander profitieren, was sich auch auf Kommunikation oder gemeinsame Lebensplanung positiv auswirkt.

2.1 Anleitung zum Muskeltesten

Nehmen Sie sich bitte die Zeit, das nachfolgende Testverfahren genau kennenzulernen, damit Sie im Kapitel 7 in der Lage sind, zuverlässige Aussagen über die eigene Gesundheit bzw. die ihres Testpartners zu erhalten.

2.1.1 Was ist ein Indikatormuskel?

Als Indikatormuskel (kurz IM genannt) kann ein beliebiger Muskel dienen, der uns durch seine Reaktion beim Testen anzeigt (latein.: *indicare*), wie es um den Energiezustand bestellt ist. Der IM ist das wichtigste Testinstrument in der Kinesiologie. Durch Veränderung seiner Muskelspannung zeigt er die körpereigene Antwort auf jeglichen Reiz an. Der menschliche Körper nimmt innerhalb von Sekundenbruchteilen äußere Reize auf und bewertet sie. Genauso schnell ist er in der Lage, auf Ihre Fragen Antworten zu geben. Es ist unerheblich, welcher äußere Reiz dem Körper angeboten wird: ob Nahrungsmittel, ein Edelstein, eine Frage oder ein Gedanke bzw. ein Gefühl – der Körper gibt zuverlässig Auskunft darüber, ob der Reiz die Lebensenergie steigert oder hemmt.

Wie bei jedem Testverfahren oder jeder Prüfmethode müssen bestimmte Regeln vorher erlernt und beachtet werden. Damit erreichen Sie eine höchstmögliche Zuverlässigkeit beim Testen.

2.1.2 Der Deltamuskel – ein besonders geeigneter Indikatormuskel

Grundsätzlich könnten Sie *jeden* Muskel als Testmuskel verwenden. Professionelle Kinesiologieanwender benutzen für differenzierte Untersuchungen ein Set von circa 40 ausgewählten, jeweils spezifisch geeigneten Muskeln.

Dazu ist aber eine umfassende Schulung notwendig. (Wenn Sie mehr über die unterschiedlichen Muskeltests erfahren wollen, können Sie die Seminarreihe „Touch for Health" besuchen. Vgl. Anzeige IAK im Anhang) Für die hier vorgestellten Tests werden wir uns nur auf einen *leicht* zugänglichen und verwendbaren Muskel beschränken: den Deltamuskel.

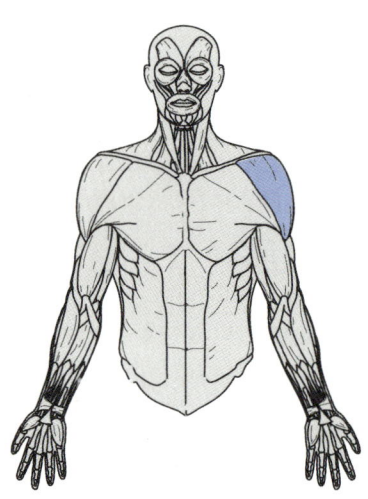

Abbildung 2: Der Deltamuskel

Als Indikatormuskel eignet sich besonders der *Musculus deltoideus anterior,* also der vordere Anteil des Deltamuskels. Dieser Muskel hat seinen Ursprung an der Schulterhöhe und am Schlüsselbein und setzt in der Mitte des Oberarmknochens an. Seine Muskelfasern verlaufen parallel zum Arm.

2.1.3 Wie man den Indikatormuskel testet

Den Indikatormuskel können Sie sowohl an einer liegenden wie auch bei einer stehenden Person problemlos testen. Dazu bringen Sie den Arm in folgende Testausgangsposition:

a) Im Stehen bringen Sie den gestreckten Arm des Testpartners mit nach unten weisender Handfläche im Winkel von 45 Grad vom Körper weg.

b) Im Liegen heben Sie den Arm der Testperson mit fußwärts weisender Handfläche im Winkel von 45 Grad an.

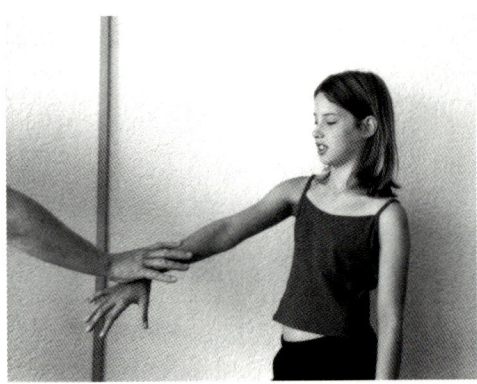

Abbildung 3: Muskeltest im Stehen

Bei beiden Testpositionen sollten Sie unbedingt darauf achten, daß der Arm im Ellbogen durchgestreckt ist und bleibt. Im weiteren Verlauf drücken Sie nun – nach der Aufforderung „Halten" – auf den Unterarm oberhalb des Handgelenks, mit einem Druckgewicht von circa einem Kilogramm, in Richtung

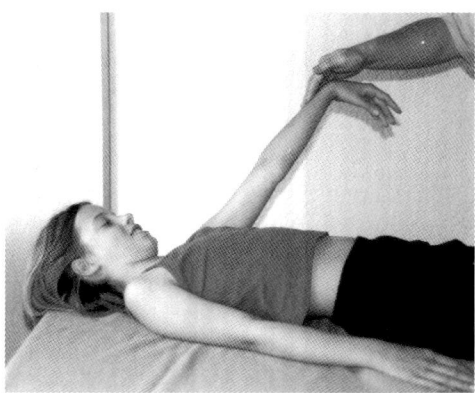

Abbildung 4: Muskeltest im Liegen

der Handfläche. Ihr Druck sollte langsam ansteigend erfolgen, also keinesfalls ruckartig. Bei der Durchführung des Muskeltests sollten Sie auf folgende Punkte achten:

- Der Testperson zu Beginn die genaue Vorgehensweise zeigen und erklären
- Die Testbewegung zunächst am Arm demonstrieren, und zwar ohne Kraftaufwand
- Die genaue Ausgangsposition und die genaue Druckrichtung beachten
- Den Druck mit offener Hand oberhalb des Gelenkes durchführen, mit langsam ansteigendem Druck
- Den Testdruck von circa ein Kilogramm nicht überschreiten
- Den Testdruck für circa zwei Sekunden halten
- Beachten, daß es sich um einen Reaktionstest handelt und somit kein Kraftakt notwendig ist

- Die Testperson nicht überrumpeln, sondern ihr eine kurze Reaktionszeit lassen
- Auf Ausweichversuche des Testpartners achten, zum Beispiel ...
  - Gewichtsverlagerung,
  - Drehen des Ellbogens,
  - Entgegensperren,
  - Kompensation durch Luftanhalten.
- Spüren, ob der Muskel von der Testperson mit Leichtigkeit gegen den Testdruck gehalten werden kann oder ob er nachgibt.

2.1.4 Mögliche Testergebnisse und wie man damit umgeht

Grundsätzlich können beim Testen eines Muskels drei unterschiedliche Ergebnisse auftreten:

- die normale Muskelreaktion
- die „schwache" Muskelreaktion
- die überstarke Muskelreaktion

Das Ergebnis des Muskeltestens hängt vom jeweils vorhandenen Muskelspannungszustand ab. Dieser muß zu Beginn einer Testsitzung kontrolliert werden. Halten Sie sich dabei an nachfolgende Vorgehensweise.

a) Überprüfen des Indikatormuskels
Beginnen Sie jede Testsitzung, indem Sie den Muskel durch Vortests überprüfen und den Körper Ihrer Testperson in optimale Testbereitschaft versetzen. Abhängig vom Spannungszustand kann der Muskel Widerstand geben oder nicht.

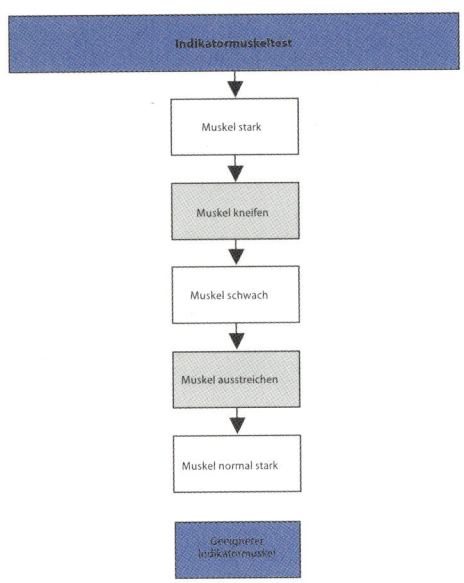

Abbildung 5: Normaler Testverlauf

kels (durch eine dem Zusammenkneifen entgegengesetzte Massagebewegung am Oberarm von unten nach oben und zurück) muß der Muskel sofort wieder einschalten, also stark werden. Erst jetzt ist er für das weitere Testen geeignet. Wird ohne Kontrolle (also ohne dieses Vortesten der richtigen Muskelfunktion) getestet, können keine klaren und verläßlichen Antworten gefunden werden.

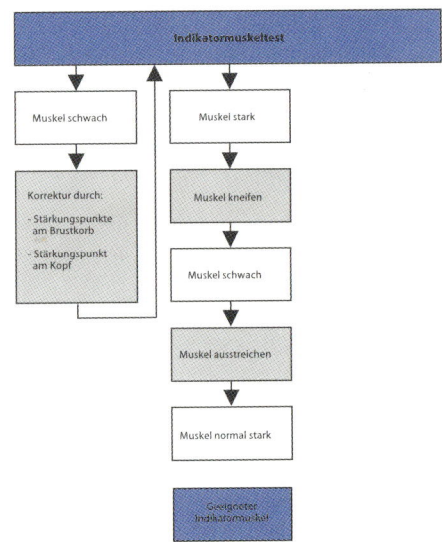

Abbildung 6: Testverlauf bei „schwachem" Muskel

b) Normale Reaktion des Muskels
Der Muskel hält Ihrem Testdruck stand. Er befindet sich damit in einem testbereiten Zustand – falls kein überstarker Muskeltonus vorherrscht. Überstarke Muskelreaktionen führen zu falschen Ergebnissen. Um dies auszuschließen, verfahren Sie bitte folgendermaßen.

Erster Vortest: Beim Zusammenkneifen des Muskelbauches (und zwar leicht von oben nach unten, im Faserverlauf, so als ob die Muskeldicke mit Daumen und Zeige-/Mittelfingern getestet würde) muß ein normal reagierender Muskel kurzfristig abschalten, das heißt schwach werden. Nach dem anschließenden Ausstreichen des Mus-

c) Abweichungen von der normalen Reaktion
Der schwache Muskel: Kann der Muskel von vornherein Ihrem Testdruck nicht

standhalten, spricht man von einem
schwachen, das heißt „abgeschalteten"
Muskel. Diesen für die Testsitzung un-
geeigneten Muskelzustand können Sie
durch Massieren bestimmter Reflexpunkte (sogenannter Stärkungspunkte) in den Normalzustand umwandeln. Über diese Stärkungspunkte
wird der Testmuskel zur normalen
Muskelspannung geführt. Sie befinden
sich an der Vorderseite und Rückseite
des Brustkorbes und am Kopf. Dabei
wird folgendermaßen vorgegangen:

Als erster Schritt werden die Stärkungspunkte an der Vorderseite des
Brustkorbs gesucht. Sie befinden sich
unmittelbar links und rechts neben
dem Brustbein, jeweils zwischen der 3.,
4. und 5. Rippe. Diese vier Punkte massieren Sie circa 30 Sekunden lang.
Überprüfen Sie, ob der Muskel jetzt
dem Testdruck standhalten kann und
auf An- und Abschalten normal reagiert. Wenn nicht, geht man zum zweiten Schritt über.

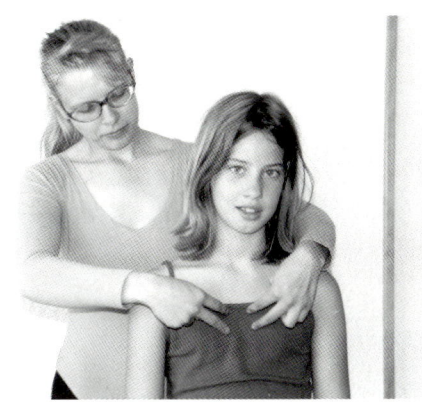

Abbildung 7.b: So hält man die Stärkungspunkte am Brustkorb

Im zweiten Schritt müssen weitere
Massagepunkte bearbeitet werden,
und zwar jetzt an der Rückseite des
Brustkorbs. Hier befinden sich die
nächsten wichtigen Stärkungspunkte:
unmittelbar links und rechts neben
dem 3. und 4. Brustwirbel, zwischen der
oberen Hälfte der Schulterblätter. Massieren Sie circa 30 Sekunden lang diese
vier Punkte. Überprüfen Sie danach, ob
der Muskel jetzt dem Testdruck standhalten kann und auf An- und Abschalten normal reagiert. Ist immer noch
keine Veränderung feststellbar, wird
der dritte Schritt zur Korrektur durchgeführt.

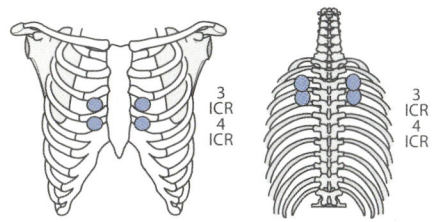

Abbildung 7.a: Stärkungspunkte am Brustkorb

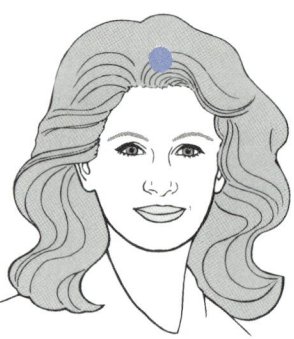

Abbildung 8.a: Stärkungspunkt am Kopf

Für den dritten Schritt sucht man einen zusätzlichen Stärkungspunkt am Schädel. Er liegt an der vorderen Fontanelle. Die Fontanelle findet man, indem man die Handfläche auf die Stirn auflegt. Dabei liegt die Handgelenksfalte an der Nasenwurzel und der Mittelfinger genau auf der Mittellinie. Die Spitze des Mittelfingers berührt dann genau die vordere Fontanelle. Berühren Sie jetzt circa 30 Sekunden lang diesen Punkt. Überprüfen Sie danach, ob der Muskel dem Testdruck standhalten kann und auf An- und Abschalten normal reagiert. Führen diese drei Schritte nicht zum Erfolg, dann kann dieser Muskel nicht verwendet werden.

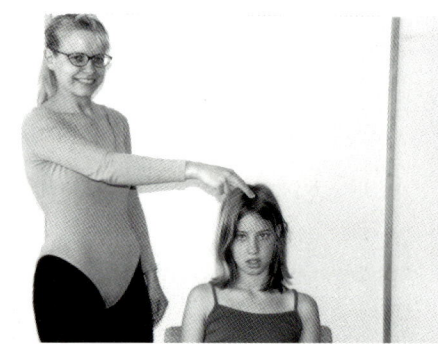

Abbildung 8.b: Die Testerin hält Stärkungspunkt am Kopf

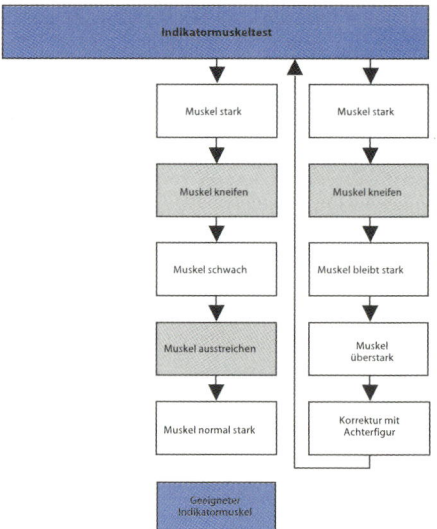

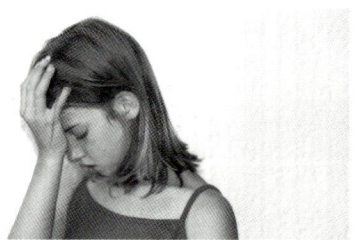

Abbildung 8.c: Die Testperson hält Stärkungspunkt am Kopf

Abbildung 9: Testverlauf bei „überstarkem" Muskel

Der überstarke Muskel: Reagiert der stark erscheinende Muskel auf das Zusammenkneifen des Muskelbauches am Oberarm nicht, dann liegt ein „überstarker", das heißt nicht testbarer Muskelzustand vor. Jetzt lassen Sie Ihren Testpartner die Achterfigur ausführen (Anleitung siehe unten), danach wird der Muskel erneut überprüft. Wenn er jetzt positiv, das heißt normal, reagiert, dann können Sie diesen Indikatormuskel für die weiteren Tests verwenden.

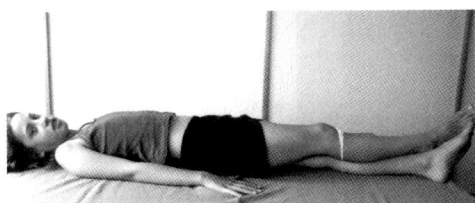

Anleitung zur Achterfigur (*Hook-ups*): Im Sitzen oder Liegen wird der linke, gestreckte Fuß über den rechten Fußknöchel gelegt. Danach werden beide Hände nach vorne gestreckt, so daß sich die Handrücken gegenseitig berühren. Jetzt wird die rechte Hand über die linke Hand geführt, bis sich die beiden Handflächen berühren. Nun werden die Hände gefaltet und mit einer Drehung von 180 Grad zum Körper hin an die Brust gezogen. Danach werden mehrere tiefe Atemzüge getan. Man sollte bei der Einatmung die Zungenspitze an den vorderen Gaumen (über den Schneidezähnen) legen. Beim Ausatmen liegt die Zunge am hinteren Gaumen. Diese Übung wird für zwei Minuten mit geschlossenen Augen durchgeführt.

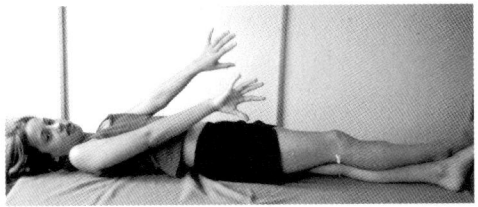

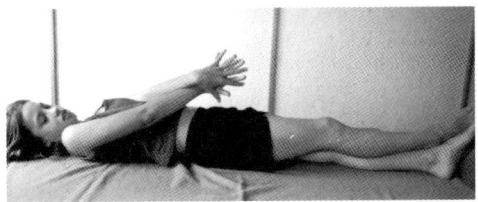

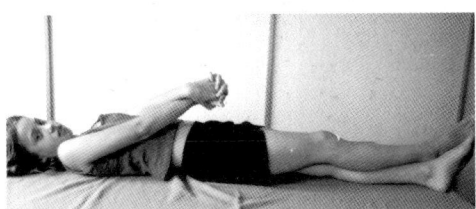

Bei der nachfolgenden Überprüfung des Indikatormuskels sollte er sich nun normal stark zeigen, das heißt an- und abschaltbar sein.

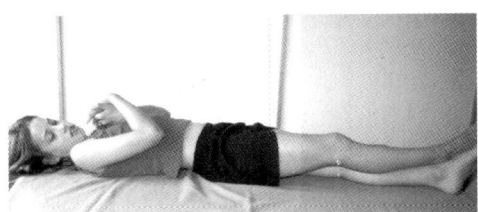

Abbildung 10: Die einzelnen Phasen der Übung *Hook-ups*

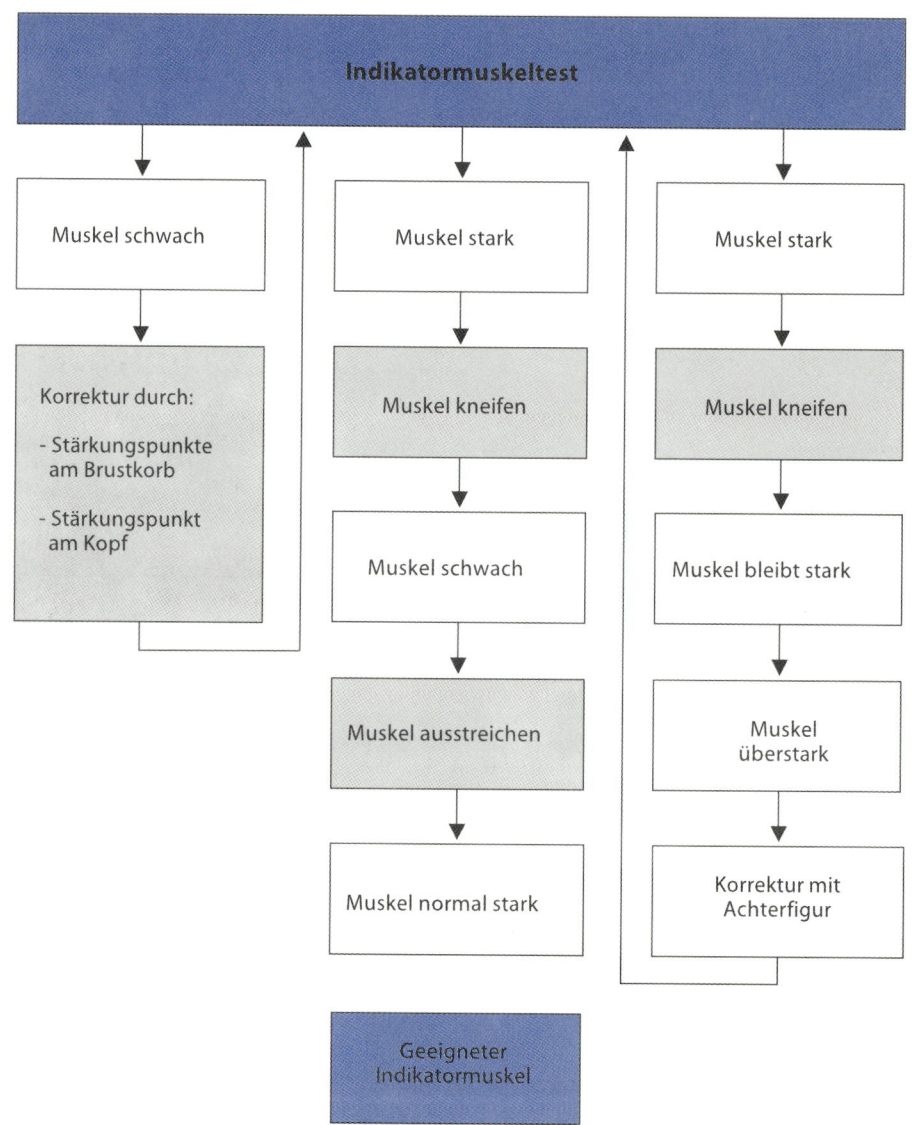

Abbildung 11: Die möglichen Testverläufe im Gesamtüberblick

d) Endkontrolle des Indikatormuskels
Wenn eine Korrektur notwendig war, überprüfen Sie danach, ob der Muskel jetzt normal reagiert. Das auf Seite 24 abgedruckte Ablaufschema soll Ihnen die Vorgehensweise im Zusammenhang nochmals bildlich darstellen. Da Sie ja nun die komplette Vorgehensweise kennengelernt haben, genügt Ihnen beim späteren Nachschlagen in diesem Buch das Ablaufschema.

> **Empfehlung: Sind Sie einmal unsicher in der Bewertung des Testergebnisses, lassen Sie einfach den Muskel kurz entspannen und testen ihn erneut. Sie werden danach ein klares Ergebnis bekommen. Sie müssen bei jeder Testung unvoreingenommen und ohne Erwartung gegenüber dem Muskeltestergebnis sein, damit Sie genau herausfinden können, ob der Muskel zu 100 Prozent „eingeschaltet" oder „abgeschaltet" ist.**

Bevor Sie beginnen, die einzelnen Bereiche Ihrer Gesundheit zu analysieren und zu optimieren (vgl. Kapitel 7), sind noch zwei weitere Vortests durchzuführen: die Tests auf Wassermangel und auf Switching.

2.2 Vortest: Wassermangel prüfen und beseitigen

Der Muskeltest kann nur dann zuverlässig Antworten anzeigen, wenn genügend Wasser im Körper vorhanden ist. Der menschliche Körper besteht zu 40-70 Prozent aus Wasser, je nach Alter des Menschen. Dieses Wasser spielt eine entscheidende Rolle bei vielfältigen Abläufen im Körper. Zum Beispiel ist ohne ausreichenden Wassergehalt im Körper die elektrische Reizverarbeitung an der Muskelzelle nicht voll funktionsfähig; diese ist jedoch für die Zuverlässigkeit des Muskeltests notwendig. Auch wird durch Wassermangel die Arbeit der Niere (zum Beispiel Wasserregulation durch Urinausscheidung) verändert, und dies wiederum verändert den verbleibenden Wasseranteil im Körper. Diese Auswirkungen des Wassermangels beeinträchtigen die Testzuverlässigkeit des Indikatormuskels.

2.2.1 Wie man auf Wassermangel testet
Ob die Testperson genügend Wasser im Körper hat, läßt sich leicht durch den folgenden Test herausfinden. Man zieht sanft an einer Haarsträhne und testet gleichzeitig den Indikatormuskel. Dieses Verfahren gibt Auskunft über den jeweiligen Wasseranteil im Körper: Üblicherweise zeigt sich massiver Wassermangel durch einen herabgesetzten Hautwiderstand (Hautturgor), zum Beispiel das Stehenbleiben einer Haut-

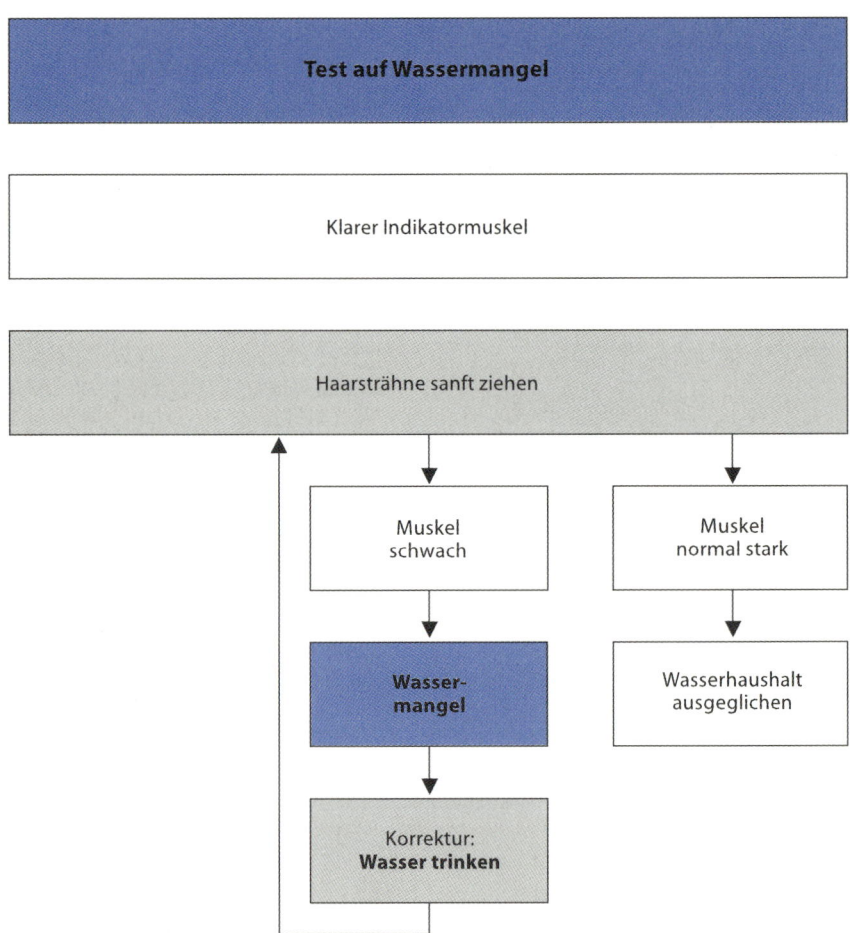

Abbildung 12: Test auf Wassermangel

falte. Feine, den Testablauf störende Wasserdefizite lassen sich über dieses Verfahren aber nicht erkennen. Deshalb wird mit dem sanften Ziehen an einer Haarsträhne gleichzeitig die Haut angehoben und dann durch den begleitenden Muskeltest die Notwendigkeit zum Wassertrinken angezeigt.

2.2.2 Beurteilung der Ergebnisse und Korrektur

a) Normalzustand
Wenn ausreichend Wasser im Körper vorhanden ist, bleibt der Muskel in einem normal starken Zustand. Korrekturen sind dann nicht notwendig.

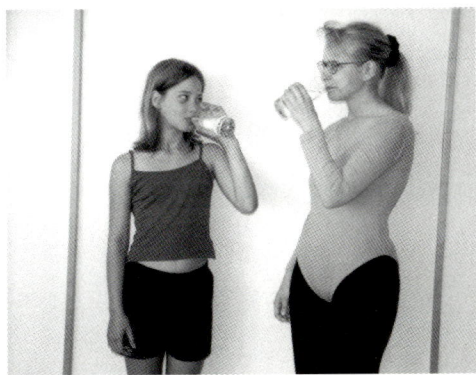

Abbildung 13: Wasser trinken!

b) Abweichungen vom Normalzustand
Bei Wassermangel wird der Muskel schwach testen. Dieser Wassermangel kann bei weiteren Tests irreführende Ergebnisse hervorrufen. Die Korrektur ist einfach: Der Getestete trinkt Wasser, ein Glas oder mehrere Gläser, bis bei der nachfolgenden Überprüfung der Indikatormuskel wieder normal stark reagiert.

2.3 Vortest: Switching prüfen und beseitigen

Um optimale Testergebnisse zu erzielen, ist es auch notwendig zu garantieren, daß alle wichtigen Gehirnbereiche „eingeschaltet" sind. Das Gehirn ist in eine linke und eine rechte Gehirnhälfte unterteilt, die (nach einer gängigen Modellvorstellung) unterschiedliche, spezialisierte Aufgaben haben, in Wahrnehmung und Denkvorgang allerdings miteinander kooperieren und eine Einheit bilden sollten. Alle unsere Körperfunktionen lassen sich bestimmten Gehirnsegmenten zuordnen. Sinnesempfindungen von der rechten Körperseite gelangen über Schaltstellen (im *Corpus callosum*, einem Nervenstrang, der beide Gehirnhälften verbindet) in die linke Gehirnhälfte und umgekehrt. Manchmal ist dieser Mechanismus gestört, so daß die Informationen der rechten Körperhälfte in die rechte Gehirnhälfte gelangen, und auf der linken Seite entsprechend. Dann liegen Denk- und Lernblockaden vor, die zur falschen Ausführung von Tätigkeiten und Aufgaben führen. Diesen Zustand nennt man Switching oder Umpolung, der betreffende Mensch ist also (im Gehirn) „umgepolt". Deshalb sollte man vor jeder Testsitzung die Switchingkorrektur durchführen.

2.3.1 Ursachen von Switching
Beim Muskeltesten zeigt sich immer wieder diese Art von Störung. Mögliche

Ursachen, die Switching bewirken können, sind:
– emotionale Belastungen
– Beruhigungsmittel
– Psychopharmaka
– Hard-Rock- und Heavy-Metal-Musik

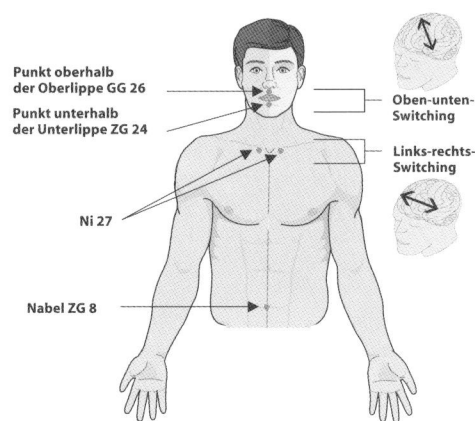

Wenn jemand umgepolt ist, zeigt sich bei ihm oft die Tendenz, Dinge verkehrt zu machen. Zum Beispiel legt sich der Testpartner auf den Rücken, obwohl er sich auf den Bauch legen sollte. Oder diese Menschen verirren sich leicht, verwechseln rechts und links und umgekehrt. Sie verwechseln den Arm mit dem Bein, oder sie schlafen beim Lesen ein. Auch können sich Krankheitssymptome an einer ganz anderen Körperstelle zeigen, als zu erwarten wäre.

2.3.2 Korrektur der Switchingstörung
Eine Umpolung kann auf verschiedenen Ebenen vorliegen bzw. wirksam werden: rechts-links, oben-unten oder hinten-vorne. Für den täglichen Gebrauch genügt es, die folgenden Akupunkturpunkte nacheinander als Korrekturpunkte zu verwenden, um damit die eventuell vorliegende Störung zu beseitigen:

Ni 27 beidseitig:	Auflösen der Links-rechts-Umpolung
ZG 24 / GG 24:	Auflösen der Oben-unten-Umpolung
GG 2:	Auflösen der Hinten-vorne-Umpolung

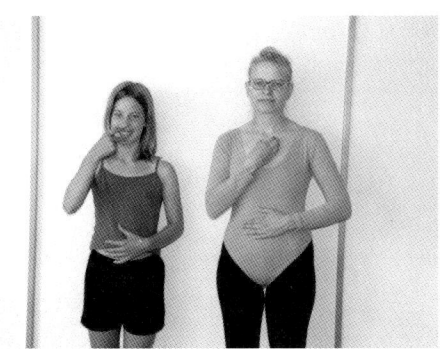

Abbildung 14: Korrekturpunkte für Links-rechts- und Oben-unten-Switching

Mit dem Massieren dieser Korrekturpunkte wird die Störung beseitigt, die Umpolung also aufgelöst, da diese Akupunkturpunkte die jeweils betroffenen Gehirnsegmente beeinflussen.
1. Lassen Sie während der gesamten Korrektur *eine* Hand auf dem Bauchnabel liegen.

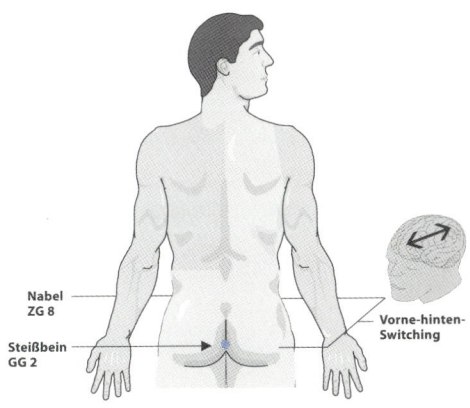

Nabel
ZG 8

Steißbein
GG 2

Vorne-hinten-
Switching

die Stimulierung dieser Punkte wichtig ist, um bestimmte Gehirnfunktionen einzuschalten.) Die beiden Punkte sollten 20 bis 30 Sekunden massiert werden.

3. Jetzt massieren Sie die Punkte ZG 24/GG 24 (Zentralgefäß 24 und Gouverneursgefäß 24). Diese liegen unterhalb der Unterlippe und oberhalb der Oberlippe, genau auf der Mittellinie des Körpers.

4. Als letztes massieren Sie den Punkt GG 2 (Gouverneursgefäß 2). Dieser liegt an der Spitze des Steißbeins.

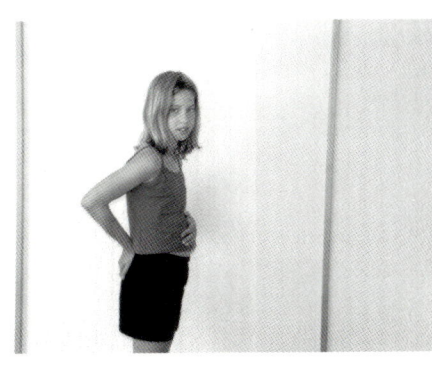

Abbildung 15: Korrekturpunkte für Hinten-vorne-Switching

2. Mit der anderen Hand massieren Sie die Punkte Ni 27 (Niere 27). Diese liegen links und rechts neben dem Brustbein, etwas unterhalb der Schlüsselbeine. (In Brain-Gym® werden diese Punkte „Gehirnknöpfe" genannt. Dieser Name soll Kinder und Lehrkräfte daran erinnern, daß

2.4 Vortest: Sind die Muskelreaktionen bei „ja" und „nein" zuverlässig?

Um über den Muskeltest auf das Wissenspotential des Körpers zugreifen zu können, bedient sich der Tester auch der „Ja-nein-Methode". Er stellt Fragen, auf die der Körper mit einem starken Muskel (= „ja") oder mit einem schwachen Muskel reagiert (= „nein"). Wie bei jedem Muskeltestvorgang ist eine standardisierte Vorgehensweise bei der Durchführung von Vorteil. Die Korrektheit der Muskelreaktionen muß vorher überprüft werden.

2.4.1 Ablauf der Überprüfung
Sie haben sich davon überzeugt, daß Sie über einen funktionsfähigen Indikator-

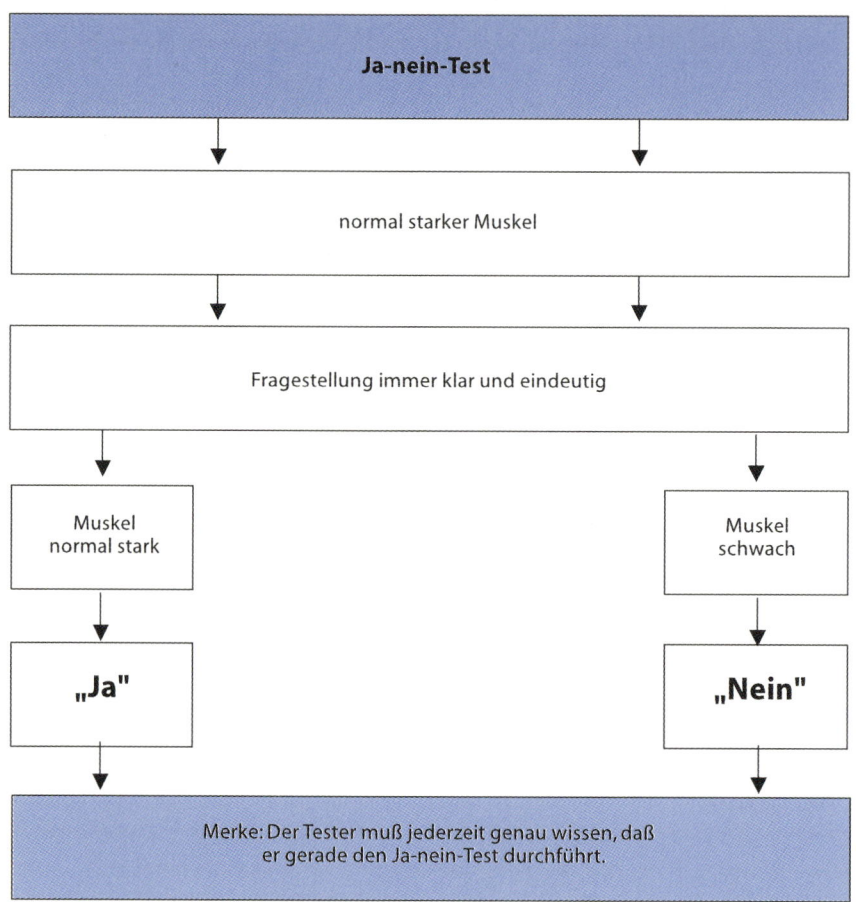

Abbildung 16: Testablauf „Ja-nein-Methode"

muskel verfügen. Nun lassen Sie Ihren Testpartner „ja" sagen und testen den Muskel. Danach sagt er laut hörbar „nein", und der Muskel wird wieder geprüft.

a) Normalzustand

Der Indikatormuskel bleibt bei „ja" im „starken" Zustand. Bei „nein" wird er „schwach". Ist dies gewährleistet, so bedeutet bei allen folgenden Tests – gleich welche Frage Sie dem Körper auch stellen – eine „starke" Muskelreaktion ein Ja auf diese Frage, und eine „schwache" Reaktion bedeutet ein Nein.

b) Abweichungen vom Normalzustand
Folgende Kombinationen von Störungen können vorliegen:
– Der Muskel bleibt bei „ja" und „nein" stark. In diesem Fall liegt ein Haltungskonflikt vor.
– Der Muskel wird bei „ja" und „nein" schwach. Hier liegt ebenfalls ein Haltungskonflikt vor.
– Der Muskel wird bei „ja" schwach und bei „nein" wieder stark. Dies stellt eine Haltungsumkehr dar.

Einen Haltungskonflikt bzw. eine Haltungsumkehr kann man vergleichen mit der Existenz eines Computervirus im Betriebssystem: Es kommt zu unkontrollierten und unzuverlässigen Testergebnissen.

2.4.2 Korrektur eines Haltungskonflikts bzw. einer Haltungsumkehr

Durch eine einfache Korrektur wird der Haltungskonflikt oder die Haltungsumkehr beseitigt.

Wurde beim Testpartner eine dieser Störungen festgestellt, dann klopfen Sie (oder der Testpartner) sanft den Akupunkturpunkt Dü 3 (Dünndarm 3). Dieser Punkt befindet sich an der Außenkante der Hand unterhalb des

Gelenks des kleinen Fingers. Der Punkt wird erst auf der rechten Körperseite und dann auf der linken Seite je circa dreißigmal geklopft. Das Beklopfen erfolgt, indem mit den Fingerspitzen einer Hand der Punkt sanft und in gleichmäßigem Rhythmus kurz berührt wird.

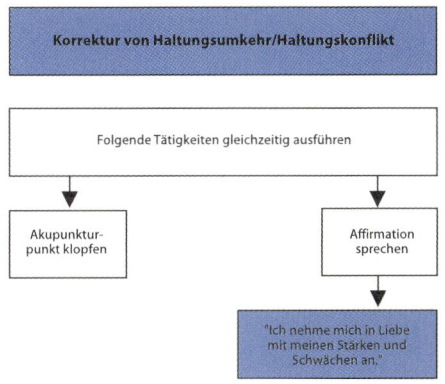

Abbildung 17: Korrektur von Haltungskonflikt und Haltungsumkehr

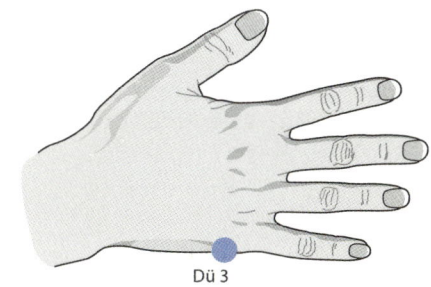

Abbildung 18: Der Akupunkturpunkt Dü 3 an der Hand

Gleichzeitig spricht die Testperson je Körperseite dreimal laut: „Ich nehme mich in Liebe mit meinen Stärken und Schwächen an." Mit dieser bejahenden Aussage wird die innerliche Grundeinstellung über das Unterbewußtsein des Menschen verändert, und der Haltungskonflikt wird aufgelöst.

Nach erfolgreich durchgeführter Korrektur muß beim Wiederholen des oben genannten Testablaufs das Ergebnis korrekt sein. Das heißt, der Indikatormuskel bleibt bei „ja" in einem "starken" Zustand. Bei „nein" wird er „schwach".

In manchen Fällen zeigt sich diese Art von Konflikt oder Umkehr so tiefgehend, daß sie sich nur von einem erfahrenen Kinesiologen durch fortgeschrittene Techniken korrigieren läßt.

☞ Zum schnellen Nachschlagen finden Sie auf der vorderen Umschlaginnenseite das Ablaufschema zur Ja-nein-Testung.

> **Empfehlung: Als Tester sollten Sie den Muskeltest völlig unvoreingenommen ausführen. Nur dann ist Verlaß auf das Testergebnis. Vermeiden Sie deshalb jegliche Manipulation beim Testen und überprüfen Sie die Testergebnisse auf Sinn und Logik.**

Sie haben jetzt alle in diesem Buch verwendeten kinesiologischen Techniken kennengelernt, können nun die nachfolgenden Kapitel durchgehen und dann anhand der in Kapitel 7 abgedruckten Checklisten Ihre maßgeschneiderte Gesundheit austesten.

Bitte beachten Sie, daß der hier erklärte Muskeltest nur einen kleinen Baustein der Angewandten Kinesiologie darstellt und daß bei unklaren Ergebnissen kinesiologisch erfahrene Fachleute hinzugezogen werden sollten. Auch eventuelle Selbstmedikation bei Auffinden einer bestimmten Schwachstelle im Körper sollte immer in Verbindung mit medizinischer Unterstützung durch einen Arzt oder Heilpraktiker erfolgen.

2.5 Wie das Testen mit Checklisten abläuft

Es ist faszinierend, wenn man durch Muskeltesten Erkenntnisse über alltägliche Lebensfragen und den derzeitigen Gesundheitszustand erhält:

– Braucht mein Körper mehr Wasser?
– Soll ich dieses Nahrungsmittel meiden?
– Ist diese Bewegungs-/Sportart gut für mich?
– Hilft mir dieser Edelstein?
– Habe ich Defizite im Lern- und Denkbereich?
– Ist mein persönliches Streßpotential durch falsches Zeitmanagement entstanden?
– Schlafe ich am richtigen Schlafplatz?

Damit allerdings solche Fragen richtig beantwortet werden, müssen wir wissen: Vor dem Austesten alles dessen, was Ihrer persönlichen Gesundheit dient, ist es erforderlich, die Vortests entsprechend 2.1 bis 2.4 durchzuführen. Bitte beachten Sie deshalb vor jeder Testsitzung, daß nur dann erfolgreich getestet werden kann, wenn alle notwendigen Voraussetzungen erfüllt sind. Ergebnis dieser Vorbereitungen sollte sein:

– Die Testung muß schmerzfrei sein.
– Dem Testdruck muß der Indikatormuskel standhalten.
– Die Überprüfung durch Vortests muß der Muskel bestehen.
– Der Indikatormuskel ist an- und abschaltbar (Kneiftest).
– Es ist genügend Wasser im Körper.
– Es liegt kein Switching mehr vor.
– Der Indikatormuskel zeigt ein Ja und ein Nein korrekt an.

Zum Austesten der zu bearbeitenden Gesundheitsthemen stehen Ihnen grundsätzlich zwei Vorgehensweisen zur Verfügung:

• Themenauswahl aufgrund der Veränderung des Indikatormuskels
• Feinabstimmung durch verbales Testen

Das zu testende Thema muß während des Testvorgangs gegenwärtig sein:

– entweder durch Berühren der Checkliste oder des Listenabschnitts
– oder durch Aussprechen des jeweiligen Textes.

2.5.1 Auswahl durch Indikatorveränderungstest

Bei dieser Vorgehensweise legen Sie vor Beginn des Testens mental fest, daß sich die zu bearbeitenden Themen durch eine Veränderung des Indikatormuskels zeigen sollen. Da man wie immer auch hier von einem normal „starken" Muskel ausgeht, zeigt sich durch einen „schwachen" Muskel, ob das jeweilige Thema bearbeitungsbedürftig ist. Auf diese Weise lassen sich schnell aus einer größeren Menge von Listen und Themen diejenigen herausfinden, welche Ihrer besonderen Beachtung bedürfen. Dabei gehen Sie wie folgt vor:

– Sie legen Ihrem Testpartner die jeweilige Checkliste auf den Körper und testen. Erfolgt eine Veränderung des Indikatormuskels („schwach"), so bedeutet dies, daß sich eines oder mehrere zu bearbeitende Themen auf der Liste befinden. Bleibt der Muskel in einem „normal starken" Zustand, so kann die Liste zur Seite gelegt werden, da sie keine relevanten Themen enthält.
⟶ Listen-Gesamttestung.
– Nachdem das Testen einer Liste eine Veränderung des Indikatormuskels („schwach") erbracht hat, testet man nun Thema für Thema durch, bis es wieder zur Indikatormuskelveränderung kommt. Dabei berühren Sie mit dem Zeigefinger der freien Hand die entsprechende Stelle auf der Liste, oder Sie sprechen den Text laut

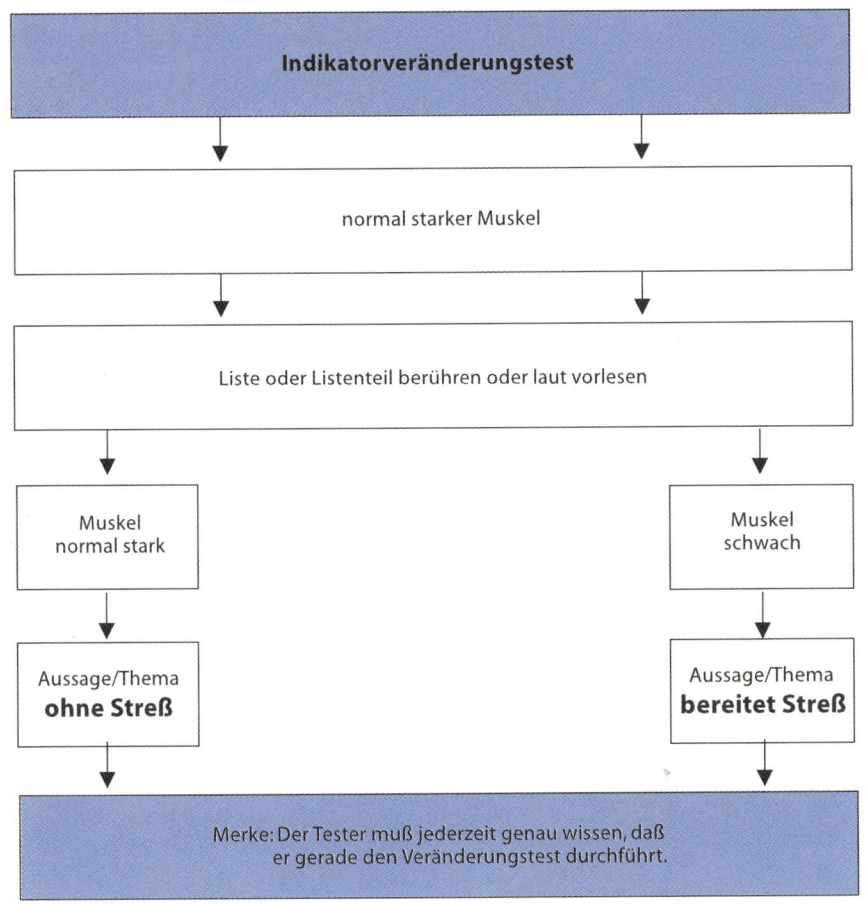

Abbildung 19: Indikatorveränderungstest

aus und testen danach.
→ Listen-Einzeltestung
Die Korrektheit der Muskelreaktion kann jederzeit durch das Kneifen in den Muskelbauch überprüft werden.

☞ Zum schnellen Nachschlagen finden Sie auf der vorderen Umschlaginnenseite das Ablaufschema zum Indikatorveränderungstest.

2.5.2 Die Listen-Feinabstimmung über die „Ja-nein-Methode"

Wie bekannt zeigt ein „starker" Muskel die Antwort „ja" an, ein „schwacher" Muskel hingegen die Antwort „nein". Dieses Verfahren (also alle Themen auf den Listen auf ja oder nein auszutesten) hat den Nachteil, daß es bei dieser Vielzahl möglicher Fragen leicht zur Überlastung des Testarmes kommen kann. Als Vorteil ist zu sehen, daß die Einzelüberprüfung auch aus der Sicht des Testpartners klarer nachvollziehbar ist.

Auch bei dieser Vorgehensweise legen Sie vor Beginn der Testreihe mental fest, daß die zu bearbeitenden Themen durch ein Ja (= stark) bzw. ein Nein (= schwach) ausgewählt werden. Sie oder Ihr Testpartner spricht die Frage laut aus, anschließend wird der Muskeltest durchgeführt.

Zeigt zum Beispiel der Muskeltest auf die Aussage „Mein Körper braucht mehr Wasser!" ein Ja an, so können Sie das Ergebnis jederzeit durch eine Gegenfrage überprüfen. Die korrekte Gegenfrage und Antwort würde zum Beispiel lauten: „Mein Körper hat genügend Wasser" (= „nein"). Bei einem Ja auf Frage und Gegenfrage oder bei einem Nein auf beide Fragen liegt ein Haltungskonflikt vor. Dieser muß dann zuerst korrigiert werden, bevor Sie weitertesten.

*

Die nachfolgenden Kapiteln sind alle gleich aufgebaut: Nach der Sachinformation über das zu behandelnde Thema finden Sie oft unsere Empfehlungen, und ergänzend dazu finden Sie im Kapitel 7 jeweils eine Checkliste, mit der Sie das erarbeitete Wissen auf Ihre persönlichen Bedürfnisse zuschneiden können. Somit können Sie sich mit dem kinesiologischen Muskeltest ein individuelles Gesundheitsvorsorgeprogramm erstellen.

3. Körperliche Gesundheit

Es ist uns bewußt, daß Körper, Seele und Geist des Menschen untrennbar miteinander verbunden sind. Dennoch widmen wir ihnen aus praktischen Gründen drei getrennte Kapitel. Das erste davon gilt der körperlichen Gesundheit. Die meisten Menschen sehen in den körperlichen Funktionen die hauptsächlichen Gradmesser für Gesundheit. Viele meinen, daß Krankheit nur den Körper betreffe, und wenn der Körper wieder gesund erscheine, sei alles in Ordnung. Sicherlich ist das körperliche Wohlbefinden bedeutsam, wenn es um Einstellungsveränderungen für eine gesündere Lebensweise geht. Seele und Geist besitzen aber eine gleich große Bedeutung für Gesundheit und Wohlbefinden und dürfen deshalb nicht vernachlässigt werden.

Die von uns ausgewählten Gesundheitsthemen stellen lediglich einen Ausschnitt an wesentlichen Einflußkriterien in der körperlichen Gesunderhaltung der Menschen dar. Aus Platz-gründen wurden nicht mehr Themen bearbeitet, obwohl uns bewußt ist, daß noch weitere interessante Mechanismen die Gesundheit unseres Körpers beeinflussen. Dieser „Gesundheits-Cocktail" ist unser persönliches Angebot an Sie.

3.1 Gesundheitsschädliche Ernährung

Sicher kennen Sie aus der Tagespresse die zahlreichen Meldungen darüber, daß unsere heutige Wohlstandsernährung eine Mangelernährung ist und bestimmte Erkrankungen verursacht. Dies wird immer wieder (alle vier Jahre) durch den Ernährungsbericht an die deutsche Bundesregierung bestätigt. Hier werden immer häufiger erhebliche Versorgungsmängel der Bevölkerung aufgedeckt (zum Beispiel Mangel an lebenswichtigen Vitalstoffen wie Vitamin B1, Eisen und Calcium). Diese Mangel-

Körperliche Gesundheit

Ernährung	*Allergien, Amalgam*
Gesund und fit bis ins hohe Alter	Test und Selbsthilfe, Gefahr in aller Munde

Blutgruppendiät
Hinweise für
Ihre Ernährung?

Fasten
Frühjahrsputz für
den Körper

Wasser
Quelle der
Gesundheit

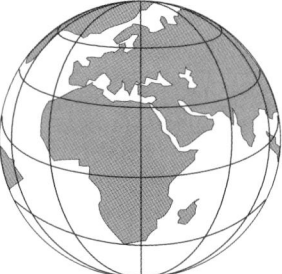

Darmpflege
Stärkung des
Immunsystems

Atmung
Tragbarer Rhythmus
des Lebens

Trockenbürsten
Die morgendliche
Kreislaufaktivierung

Schlaf
Unverzichtbar zur
Regeneration

Heilkräuter
Die pflanzliche
Hausapotheke

Bewegung	*Schüßler Salze*
Wer rastet, der rostet!	Selbsthilfe bei Mineralstoffmangel

Abbildung 20: Körperliche Gesundheit

ernährung einerseits und eine kalorische Überversorgung mit Fleisch, Weißmehl und Zucker andererseits bedingt den sprunghaften Anstieg der ernährungsbedingten Erkrankungen. Man schätzt, daß in Deutschland pro Jahr circa 160 Milliarden Mark für die Behandlung ernährungsbedingter Zivilisationskrankheiten ausgegeben werden. Das entspricht circa 32 Prozent der Gesamtkosten im Gesundheitssektor.

Als ernährungsbedingte Zivilisationskrankheiten gelten heute bei Ganzheitsmedizinern und unabhängig forschenden Wissenschaftlern folgende Erkrankungen:
- Gebißverfall, Zahnkaries (Zahnfäule) und Parodontose
- Erkrankungen des Bewegungsapparates, rheumatische Erkrankungen, Arthrose und Arthritis, Wirbelsäulen- und Bandscheibenschäden
- alle Stoffwechselkrankheiten wie Fettsucht, Zuckerkrankheit, Leberschäden, Gallensteine, Nierensteine, Gicht usw.
- die meisten Erkrankungen der Verdauungsorgane wie Stuhlverstopfung, Leber-, Gallenblasen- und Bauchspeicheldrüsen-Erkrankungen, Dünn- und Dickdarmerkrankungen sowie Verdauungs- und Fermentstörungen
- Gefäßerkrankungen wie Arteriosklerose, Herzinfarkt, Schlaganfall, Blutdruckanomalien und Thrombosen
- mangelnde Infektabwehr, die sich in immer wiederkehrenden Katarrhen und Entzündungen der Luftwege und in Nierenbecken- und Blasenentzündungen äußert
- manche organischen Erkrankungen des Nervensystems
- Allergien, Autoimmunerkrankungen und Pilzbefall
- Auch an der Entstehung von Krebs soll Fehlernährung in einem gewissen Maße beteiligt sein.

Es ist ein Irrtum zu meinen, Gesunde dürften alles essen. Die derzeitige Zivilisationskost ist nicht natürlich. Jahrtausende lang haben die Menschen kein Eis, keine Schokolade, kein Dosengemüse gekannt und gegessen. Sollte sich unser Stoffwechsel neuerdings so verändert haben, daß wir sie jetzt bedenkenlos konsumieren können? Diese Zivilisationskost wird meist so lange gegessen, bis man wirklich krank geworden ist bzw. bis der Körper über die ersten Krankheitsanzeichen meldet, daß etwas nicht mehr stimmt. Oft wird diese Fehlernährung aus Unwissenheit danach noch weiter praktiziert. Sicherlich wird die Einsicht auch dadurch erschwert, daß zwischen der Ursache der Krankheit (Ernährung) und dem Auftreten von Krankheitszeichen viele Jahre liegen können. Deshalb lautet unsere Konsequenz und unser Rat: Auch Gesunde sollten nur das essen, was sie wirklich gesund erhält.

Industrielle Gewinnung von Zucker

– Zuckerrüben
– Waschen, Schnitzeln, Auslaugen
– Zugabe von Ätzkalk und Kohlensäure
– Filterung zur Schlammabscheidung
– Entfärbung durch schweflige Säure
– Kochen, Eindampfen, Kristallisieren
– Zentrifugieren
————————➤ *Rohzucker*

– Reinigung mit Ätzkalk und Kohlensäure
– Bleichen mit schwefliger Säure
– Filtrieren über Knochenkohle
————————➤ *Verbraucherzucker*

Abbildung 21: Industrielle Gewinnung von Zucker

3.1.1 Schadstoff Fabrikzucker

Einer der Hauptverursacher von Zivilisationskrankheiten ist der Fabrikzucker als Hauptvertreter der Gruppe der isolierten Kohlenhydrate. Zur Verarbeitung des Zuckers im Stoffwechsel des Körpers werden die Vitamine des B-Komplexes benötigt. Der „Genuß" von Fabrikzucker löst automatisch einen erhöhten Bedarf an Vitamin B1 aus. Die eigentliche Gefahr des Fabrikzuckers liegt weniger in seinem Vitamin- und Mineralstoffmangel als vielmehr in seiner Wirkung als Vitaminverbraucher („Vitaminräuber"). Da der Fabrikzucker selbst frei von Vitaminen und Mineralstoffen ist, gilt der Grundsatz: Je höher der Verzehr von Fabrikzucker, desto größer der Vitaminbe-

darf, der aus anderen Nahrungsmitteln gedeckt werden muß. Außerdem hat der Vitamin-B-Komplex unterschiedliche Aufgaben im Stoffwechselgeschehen und bei den Nervenfunktionen zu erfüllen, weshalb sich eine Minderversorgung drastisch bemerkbar macht. Im Ernährungsbericht wird immer wieder bestätigt, daß in Deutschland die durchschnittliche Aufnahme von Vitamin B1 nur 0,8 mg pro Tag beträgt, während die Weltgesundheitsorganisation 1,5 mg pro Tag als Minimum ansetzt. Die wissenschaftlichen Untersuchungen von Professor Katase aus Osaka zeigen eine weitere Nebenwirkung des Fabrikzuckers auf: Mischt man nämlich dem Futter von Kaninchen einen geringen Anteil Fabrikzucker bei, so läßt sich bald ein Entkalken der Knochen beobachten. Die sonst sehr harten Kaninchenknochen werden dann erheblich weicher. Somit handelt es sich beim Fabrikzucker auch um einen Kalziumräuber. (Katase 1934)

Ein weiteres interessantes Forschungsergebnis ist von B. Sandler in den USA erarbeitet worden. Er wies nach, daß wenige Minuten nach Verzehr einer Mahlzeit mit isolierten Kohlenhydraten der Blutzucker erst drastisch ansteigt und daß danach durch die Überforderung der Blutzuckerregulation ein latentes Stadium von Unterzuckerung eintritt. Er konnte beobachten, daß nur in einer Unterzuckerungsphase (Hypoglykämie) Viren in der Lage sind, sich im Körper auszubreiten

Schwankungen des Blutzuckerspiegels

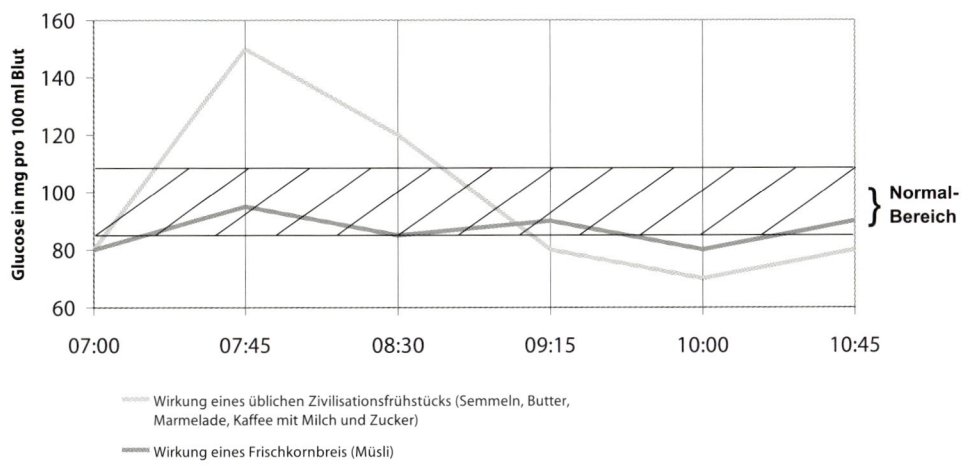

Abbildung 22: Schwankungen des Blutzuckerspiegels

und krankheitsauslösend zu wirken. Zusätzlich zur Förderung von Virusinfektionen kann diese latente Hypoglykämie zahlreiche andere Krankheitssymptome auslösen. (Sandler 1959)

> **Empfehlung: Vital und leistungsstark bleiben Sie durch Vermeiden von Fabrikzucker!**

3.1.2 Auszugsmehl – ein „Gesundheitskiller"

Das Getreidekorn enthält in seinem Keim und in den Randschichten gesundheitsfördernde Wirkstoffe, die in den Auszugsmehlen nicht mehr vorhanden sind. Beim Auszugsmehl sind die vitalstoffreichen Keim- und Randschichten entfernt worden. Dabei ist es gleichgültig, ob es sich um Auszugsmehl aus Weizen (Weißmehl) oder Roggen und Hafer (Graumehle) handelt. So tritt zum Beispiel bei der Verarbeitung von Weizen zu Auszugsmehl folgender Verlust auf:

Es ist klar ersichtlich, daß durch die industrielle Verarbeitung der Hauptteil an Vitalstoffen verlorengeht. Dadurch wird aus einem vollwertigen Lebensmittel ein totes Präparat, das ebenfalls zur Gruppe der isolierten Kohlenhydrate gezählt werden muß und somit dieselben negativen Wirkungen entwickelt wie der Fabrikzucker.

Vitalstoffe im vollen Korn und im Auszugsmehl

Weizen ——————————▶ Vollkornmehl ——————————————▶ Auszugsmehl

Inhaltsstoffe	Ganzes Korn (Vollkornmehl) Gehalt in mg/100 g	Type 405 (Auszugsmehl) Gehalt in mg/100 g	Verlust
Vitamin B 1	0,48	0,06	-88 %
Vitamin B 2	0,14	0,03	-79 %
Vitamin B 6	0,44	0,18	-59 %
Vitamin E	3,20	2,30	-28 %
Nicotinamid	5,10	0,70	-86 %
Pantothensäure	1,18	0,21	-82 %
Folsäure	0,049	0,01	-80 %
Kalium	502,00	108,00	-78 %
Calcium	43,70	15,00	-66 %

Abbildung 22: Vitalstoffe im vollen Korn und im Auszugsmehl

> **Empfehlung: Ausdauer und Kraft für den Körper und seine Organe erreichen Sie nur durch Vermeiden aller isolierten Kohlenhydrate.**

3.1.3 Industriell verarbeitete Fette

Nach der herkömmlichen Ernährungslehre unterscheidet man zwischen tierischen Fetten, die Cholesterin enthalten, und pflanzlichen Fetten, die cholesterinfrei sind. Sinnvoller für die Gesundheit ist es aber, wenn man nach naturbelassenen Fetten und Fabrikfetten unterscheidet. Naturbelassene Fette sind zum Beispiel kaltgepreßte Öle, Butter und Sahne. Fabrikfette sind Margarine (*bedingte* Ausnahme: Reformmargarine), Kokosfett und raffiniertes Öl. Im industriellen Herstellungsprozeß durchlaufen die pflanzlichen oder tierischen Fette und Öle folgende Bearbeitungsgänge:

Entschleimen und Entsäuern,
Raffination über Laugen,
Bleichen,

Desodorieren,
Blankfiltrieren,
Schönung mit Karotinen und Antioxidans (= „Vitamin E"),
Härtung,
Emulgierung,
evtl. Zusatz von Antispritzmitteln.

Am Ende dieser Herstellungsverfahren bleibt ein chemisch reines Fettkonzentrat übrig. Diesen Fabrikfetten fehlen die notwendigen fettlöslichen Vitamine und hoch ungesättigten Fettsäuren, oder diese wertvollen Substanzen werden zum Schluß wieder künstlich zugesetzt. Doch gerade die Vitalstoffe in ihrer natürlichen Form sind für die Erhaltung unserer Gesundheit so unentbehrlich!

> **Empfehlung: Lassen Sie die Nahrung so natürlich wie möglich!**

3.1.4 Säfte – die Blähungserzeuger

Der Saft ist ein Teilnahrungsmittel. Da beim Preßvorgang ein Großteil der Inhaltsstoffe im Trester zurückbleibt, fehlen zur optimalen Verwertung wichtige Vitalstoffe. Es fehlt jedoch nicht nur die Harmonie innerhalb der Vitalstoffe; es kommt auch zu einer beschleunigten Resorption des Saftes im Darm, was krankhafte Reaktionen wie verstärkte Gasbildung und Veränderung des Blutzuckerspiegels auslösen kann.

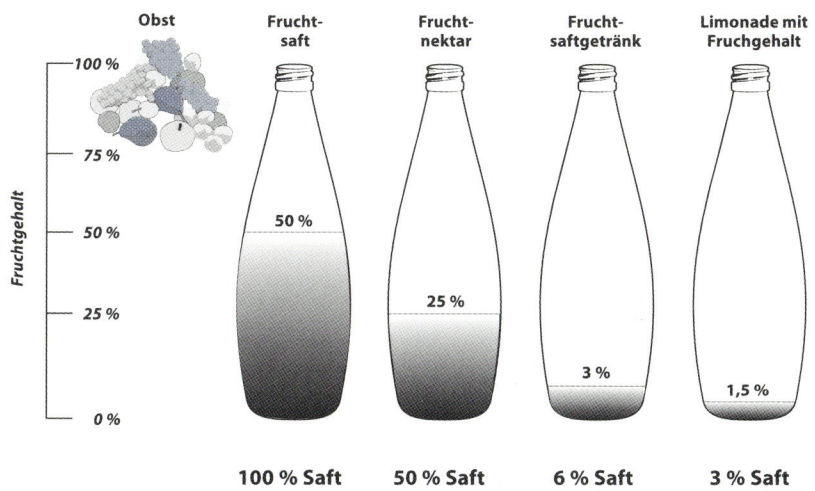

Abbildung 24: Fruchtgehalt von Obst und Fruchtsaftgetränken

Wenn man nach dem Trinken eines süßen Saftes den Verlauf der Blutzuckerkurve prüft, dann stellt man fest, daß es zu einem unnatürlichen Ansteigen des Blutzuckerspiegels kommt. Der Organismus ist auf derart hohe Blutzuckerspitzen nicht eingerichtet und kann die Insulinabgabe der Bauchspeicheldrüse nicht mehr optimal steuern. Dadurch kommt es nur wenige Zeit später (circa zwei Stunden) zu einem starken Abfall der Blutzuckerkurve, was sich durch Heißhunger und Konzentrationsmangel bemerkbar macht. Anstatt Lehren daraus zu ziehen, holen viele sich jetzt den nächsten Schub mit Saft (bzw. Zucker, Auszugsmehl), und die Berg- und Talfahrt geht von neuem los. Beim Verzehr natürlicher Lebensmittel verläuft die Blutzuckerkurve harmonischer und gleichmäßiger, in einem langsamen An- und Abstieg.

> **Empfehlung: Die Verträglichkeit von rohem Obst, Gemüse und Vollkornprodukten kann durch Säfte stark beeinträchtigt werden. Verzichten Sie lieber darauf!**

3.1.5 Tierisches Eiweiß

Krankheiten, die hauptsächlich durch den übermäßigen Verzehr tierischen Eiweißes entstehen, werden (mit einem Begriff des deutschen Experten Lothar Wendt) auch Eiweißspeichererkrankungen genannt. Dazu zählen:

- Bluthochdruck
- Angina pectoris
- Arterienverkalkung
- Zuckerkrankheit
- Gicht
- grüner Star (Glaukom)
- Entzündung (von Zahnfleisch, Gelenken, Mandeln, Stirn- und Kieferhöhlen, Prostata und Venen)
- Allergien

Zu den Nahrungsmitteln, die vorwiegend tierisches Eiweiß enthalten, gehören: Fleisch, Wurst, Fisch, Eier, Milch, Käse, Quark und Joghurt.

Man war lange der Meinung, daß der menschliche Körper jegliches Eiweiß vollständig verwerten könne und eine Speicherung nicht möglich sei. Diese Auffassung wurde dann jedoch durch die umfassenden wissenschaftlichen Arbeiten von L. Wendt widerlegt. (Wendt 1965) Seine Erkenntnisse zeigen auf, daß übermäßig verzehrtes tierisches Eiweiß im Körper abgelagert wird, wobei diese Ablagerung gerade an jenen Stellen erfolgt, an denen die Zellversorgung vonstatten geht. Die nicht verwerteten Eiweißstoffe werden in die Wände (Basalmembranen) der Blutkapillaren eingelagert und verdicken diese bis um das 30fache. Nährstoffe, Sauerstoff und Hormone kommen somit nur erschwert oder überhaupt nicht mehr zu den Zellen, was dann zu schweren Zellschäden führt. Damit Sie sich eine Vorstellung von den negativen

Folgen der Eiweißmast machen können, sei nochmals statistisches Material der Ernährungsberichte herangezogen; demnach ist die Eiweißzufuhr zu hoch: Männer verzehren täglich circa 115 g, Frauen nehmen täglich circa 95 g zu sich. Neueste Erkenntnisse zeigen, daß der menschliche Körper maximal 60 g Eiweiß pro Tag ohne Schäden verstoffwechseln kann.

Empfehlung: Je geringer die Eiweißmast, desto gesünder der Mensch!

3.1.6 Schweinefleisch – für die Ernährung des Menschen ungeeignet

Schon Moses und Mohammed haben ihren Gläubigen den Verzehr jeglichen Schweinefleisches verboten. Dies geschah sicherlich nicht nur wegen des schnellen Verderbens dieser Fleischsorte im warmen Klima, sondern – neben religiösen Gründen – wahrscheinlich auch aus dem Wissen um die Schädlichkeit des Genusses von Schweinefleisch. So wird seit langem von der Naturheilkunde immer wieder berichtet, daß bei einer Vielzahl von Erkrankungen der Heilungsverlauf erst nach konsequenter Meidung jeglichen Schweinefleisches eingeleitet werden konnte. Den Zusammenhang von Schweinefleisch und Gesundheit hat besonders der deutsche Arzt Hans Heinrich Reckeweg erforscht (Reckeweg 1977); er stellte die folgenden Fakten fest:

- *Schweinefleisch ist sehr fetthaltig*
Auch das angeblich magere Fleisch enthält noch große Fettmengen – im Gegensatz zu anderen Fleischsorten. Dies wird zum Beispiel daran ersichtlich, daß auch ein magerer Schweinebraten in der heißen Pfanne sofort Fett freigibt und somit im eigenen Fett gebraten werden kann. Beim Menschen wird dieses aufgenommene Fett häufig zunächst im Bindegewebe abgelagert, was zu der bei Schweinefleischessern üblichen Fettsucht führt.
- *Schweinefleisch ist außerordentlich cholesterinreich*
Da heute ohnehin mehr als die Hälfte der Bevölkerung über 40 Jahren mit zu hohen Blutfettwerten zu kämpfen hat, sollte man die Zusatzbelastung durch Schweinefleisch vermeiden und diesen Risikofaktor für das Entstehen von hohem Blutdruck und Herzinfarkt ausschließen.
- *Die schwefelreichen Substanzen des Schweinefleisches tragen ganz erheblich zum Aufquellen des menschlichen Bindegewebes bei*
Die im Schweinefleisch vorkommenden schwefelhaltigen Substanzen werden vom menschlichen Körper im Bindegewebe, besonders in Knorpeln, Bändern und Sehnen eingelagert. Sie führen zum Aufquellen des menschlichen Bindegewebes; das erzeugt wiederum ein Weichwerden des Gewebes und eine Minderung

der Belastbarkeit dieser Gewebeteile, was in der Folge die Entstehung von Erkrankungen wie Rheuma, Arthritis, Arthrosen und Bandscheibenschäden fördert. Daraus resultiert auch die eigenartige „Rubenssche Üppigkeit", wie sie bei starken Schweinefleisch- und Wurstessern immer wieder angetroffen wird. Das Bindegewebe des Menschen saugt Wasser auf, und es kommt zu einer Art kissenartigem Auftreiben. Außerdem führen die erwähnten schwefelreichen Substanzen beim Menschen zur Darmfäulnis, die sich in „Gestank nach faulen Eiern" (durch den Schwefelwasserstoff bedingt) zeigt und den Stoffwechsel durch Selbstvergiftung zusätzlich belastet.

- *Schweinefleisch gilt als Eiter- und Entzündungserreger*
Jedem Behandler ist hinlänglich bekannt, daß Furunkel und Karbunkel ebenso wie die Akne durch Schweinefleisch stark begünstigt werden und oft erst dann verschwinden, wenn auf den Genuß desselben konsequent verzichtet wird. Grundsätzlich gilt: Hautkrankheiten und Juckreiz sind häufig durch Verzehr von Schweinefleisch bedingt, da dieses sehr viel Histamin enthält, das unter anderem das unerträgliche Hautjucken hervorrufen kann. Vielfach werden dadurch auch Entzündungsvorgänge eingeleitet und unterhalten, wie zum Beispiel Blinddarm-,

Gallenblasen- und Venenentzündungen sowie Abszesse und Ekzeme. Interessant ist auch die Tatsache, daß man durch experimentelle Histamineinspritzungen Magengeschwüre erzeugen kann. Auch verschiedene allergische Krankheiten wie Asthma und Heuschnupfen sowie Herzrhythmusstörungen können ausgelöst werden.

- *Grippevirus in der Schweinelunge*
Ein sehr bedeutungsvoller giftiger Faktor des Schweinefleisches ist das Grippevirus, welches nach Professor Shope vom Londoner Virus-Forschungsinstitut in den Schweinelungen „übersommert" und praktisch stets in der Wurst mitverarbeitet wird. Der Mensch nimmt es beim Verzehr mit auf, und das Virus wandert laut Professor Lettre, Deutschland, in das Bindegewebe der Lunge. Im Winterhalbjahr, bei Vitamin- und Sonnenlichtmangel, wird das Virus dann wieder aktiv. (Vgl. Reckeweg 1977) Deutsche Berufsmetzger dürfen aus diesem Grunde keine Schweinelunge mehr zur Wurstherstellung verwenden.

Fazit: Der Verzicht auf den Genuß von Schweinefleisch bringt enorme gesundheitliche Vorteile mit sich. Interessant ist auch, daß in Ländern mit geringem Verzehr an Schweinefleisch die alljährlichen Krankheitswellen weitgehend ausbleiben. Deshalb sollten Sie darüber nachdenken, ob Sie persönlich aus gesundheitlichen Gründen nicht auf jegliches Schweinefleisch verzichten sollten – falls Sie das nicht ohnehin schon tun.

> **Empfehlung: Die kluge Entscheidung, auf Schweinefleisch und daraus hergestellte Wurstprodukte zu verzichten, dient Ihrer Gesundheit!**

3.1.7 Tiefkühlkost

Immer mehr Verbraucher in Deutschland kaufen Fertiggerichte aus der Tiefkühltruhe. Der durchschnittliche Pro-Kopf-Verbrauch beträgt jährlich circa 22 Kilogramm Tiefkühlkost. In den nächsten Jahren dürfte dieser Wert auf weit über 23 Kilogramm ansteigen. Viele vor allem junge Leute wissen gar nicht mehr, wie man frische Nahrung richtig zubereitet.

Können oder wollen die Deutschen nicht mehr selber kochen? Wahrscheinlich gilt beides. In rund 75 Prozent aller deutschen Haushalte stehen heute bereits ein Tiefkühlgerät und eine Mikrowelle. Untersuchungen zeigen, daß die Nahrungsqualität durch die Verwendung tiefgekühlter Produkte leidet. Trotz schönen Produktdesigns und gleichbleibender äußerer Beschaffenheit kommt es nach dem Einfrieren zu auffälligen und teilweise sogar sichtbaren Alterungs- und Abbauprozessen. Wie an „Mutters Tisch" schmeckt es bei vielen deutschen Familien schon lange nicht mehr. Besonders erschreckend ist, daß viele Kinder nicht mehr wissen, wie Grundnahrungsmittel von Natur aus aussehen und schmecken. Nicht umsonst verwenden Spitzenköche nur frische Zutaten. Das dauert dann zwar in der Vorbereitung länger, aber der Genuß beim Essen und die Verträglichkeit danach lohnen den Aufwand.

3.1.8 Negativliste von Nahrungsmitteln

Die folgenden Nahrungsmittel sollten nach Möglichkeit gemieden oder nur in geringen Mengen verzehrt werden:

- alle Fabrikzuckerarten, also gewöhnlicher weißer Haushaltszucker, brauner Zucker, Fruchtzucker, Traubenzucker, Milchzucker, Malzzucker und damit gesüßte Produkte wie Kuchen, Marmeladen, Pudding, Eis und Süßigkeiten jeder Art. Ebenfalls gemieden werden sollten Zuckerkonzentrate wie Birnendicksaft, Apfeldicksaft, Sirup (auch Ahornsirup) und Melasse.
- Auszugsmehle und daraus hergestellte Produkte wie Weißbrot, Graubrot, Brötchen, Toastbrot, Kuchen und Nudeln
- Fabrikfette wie gewöhnliche Margarinen, raffinierte Öle und Plattenfette
- Säfte und gekochtes Obst (Dies gilt besonders für Leber-, Galle-, Magen- und Darmempfindliche.)

- Schweinefleisch und Produkte, die dieses enthalten
- Konserven, Fertigprodukte und Tiefkühlwaren
- Alle tierischen Eiweißprodukte sollten eingeschränkt werden: Fleisch, Wurst, Fisch, Eier, Milch, Käse, Quark und Joghurt.

☞ Beachten Sie dazu auch die Übersicht auf der hinteren Umschlaginnenseite!

3.2 Vollwertige Ernährung

Die meisten ernährungsbedingten Erkrankungen können nach den Erfahrungen von Max Otto Bruker durch eine vitalstoffreiche, vollwertige Kost verhindert werden. Auch im eingetretenen Krankheitsfall kann der Genesungsverlauf durch Kostumstellung oft entscheidend verbessert werden.

   Die Bewertung der Nahrung allein nach dem Kaloriengehalt entspricht nicht dem natürlichen Verlangen des Körpers nach Vitalstoffen. Deshalb beurteilt man in der ganzheitlichen Ernährungslehre den Wert der Nahrung nach ihrer Lebendigkeit und Natürlichkeit. Werner Kollath prägte das Motto: „Laßt unsere Nahrung so natürlich wie möglich!" (Kollath 1984) Wer natürliche Lebensmittel genießt, braucht sich kaum noch um Kalorien- und Nährstoffgehalt zu kümmern. Ein Speiseplan aus naturbelassenen Lebensmitteln gewährleistet, daß nicht nur alle Nährstoffe, sondern auch, was viel wichtiger ist, die biologischen Wirkstoffe zur Verfügung stehen, die für die optimale Verwertung der Nahrung notwendig sind.

Wirkungen der Vollwertkost (Schnitzerkost)

(Allensbach-Befragung von 4.702 Personen)

92,20 %	fühlten sich leistungsfähiger als früher
20,70 %	nie mehr müde
45,70 %	Allgemeinbefinden gebessert
49,10 %	wesentlich verbessert
54,30 %	nie mehr eine Grippe
27,50 %	nie mehr einen Schnupfen
74,40 %	keine Stuhlverstopfung
36,80 %	keine Zahnbeschwerden mehr
24,00 %	keine Zahnfleischbescherden
56,30 %	überhaupt keine Krankheit mehr

Abbildung 25: Wirkungen der Vollwertkost

   Für die Erhaltung unserer Gesundheit sind außer den Nährstoffen auch diese biologischen Wirkstoffe unentbehrlich. Sie werden Vitalstoffe genannt. Dazu gehören:
- Vitamine,
- Mineralstoffe,
- Spurenelemente,

– Fermente,
– Aromastoffe,
– ungesättigte Fettsäuren und
– Faserstoffe (auch Ballaststoffe genannt).

Je stärker diese Nahrungsbestandteile industriell verändert werden, desto geringer ist ihr „biologischer" Nährwert für den menschlichen Körper. Das Hinzufügen „künstlicher" Wirkstoffe kann keinen Ausgleich für den im Körper entstandenen Mangelzustand schaffen. Unser Körper lebt von den biologischen Erträgen der Natur und nicht von den technisch orientierten Erkenntnissen der modernen Lebensmittelchemie und -technologie.

3.2.1 Das Rezept für Gesundheit: vitalstoffreiche Vollwertkost

Die vitalstoffreiche Vollwertkost ist in den letzten Jahren von Ernährungsexperten häufig als optimale Kostform gewürdigt worden. Diese Kostform wurde von Max Bircher-Benner begründet, von Werner Kollath wissenschaftlich untermauert und von Max Otto Bruker seit über 30 Jahren erfolgreich in der täglichen Praxis angewendet.

3.2.2 Das volle Korn – der natürliche Energiespeicher

Eine Grundlage dieser natürlichen Ernährungsform ist das volle Korn in unserer Nahrung. Es ist ein wichtiger Garant für unsere Gesundheit. Das volle Korn enthält alle lebenswichtigen Vitalstoffe. Kein anderes Lebensmittel umfaßt auf so kleinem Raum derart viele Vitamine, Mineralstoffe und Spurenelemente wie das Getreidekorn. Es enthält darüber hinaus auch Enzyme und Aromastoffe; vor allem im ölhaltigen Keim befinden sich wertvolle Substanzen, die für die vollständige und ordnungsgemäße Verwertung des übrigen Getreidekorns notwendig sind.

Daher sollte ein Teil unserer Nahrung aus vollen Körnern bestehen. Das Vollkornbrot (aus biologisch angebautem Getreide, frisch gemahlen) ist ein wichtiger Bestandteil in einem vollwertigen Speiseplan und sollte täglich gegessen werden. Da die Inhaltsstoffe des vollen Korns allerdings durch Back- oder Kochvorgänge teilweise geschädigt werden, sind diese Bestandteile durch den täglichen Verzehr von drei Eßlöffeln unerhitztem Vollgetreide zu kompensieren. Diese können in einem schmackhaften Frischkornbrei oder in gekeimter Form in Salaten gegessen werden. Das volle Korn diente der Menschheit über Jahrtausende als Grundlage ihrer Ernährung und förderte ihre Gesundheit und Leistungsfähigkeit. Die heute zu beobachtenden ernährungsbedingten Zivilisationskrankheiten lassen sich durch Vollwertkost reduzieren. Dazu kann jeder selbst etwas tun.

Empfehlung: Mit dem vollen Korn wird Ihrem Körper stets die benötigte Energie und Lebenskraft zugeführt!

Empfehlung: Frischkost ist ein wichtiger Bestandteil der vollwertigen Ernährung und ein guter Lieferant für Verdauungsenzyme und Vitalstoffe!

3.2.3 Frischkost – Enzymlieferant für jugendliches Aussehen

Die Frischkost umfaßt Salate aus rohem Gemüse und Obst. Auch hier sollte man mit einem alten Vorurteil aufräumen, das besagt, der Mensch benötige zur Deckung seines Eiweißbedarfs vor allem tierische Nahrungsmittel. Daß dem nicht so ist, wurde von Werner Kollath und A. H. Schweigart nachgewiesen. (Kollath 1984, Schweigart 1962) Beide konnten aufzeigen, daß auch durch eine rein pflanzliche Ernährung der Körper alle lebenswichtigen Eiweißbausteine erhält. Die pflanzlichen Zutaten müssen nur gut kombiniert werden. Dazu reicht die einfache Regel, daß Sie täglich Frischkost aus vier verschiedenen Pflanzensorten essen sollten, und zwar aus zwei Pflanzensorten, die über der Erde, und aus zwei Sorten, die unter der Erde gewachsen sind.

Blatt- und Wurzelgemüse haben unterschiedliche Eiweißzusammensetzungen. Beim Gesunden sollte der Anteil der Rohkost ein Drittel der Tagesnahrungsmenge betragen. Ferner sollte die unerhitzte (rohe) Frischkost immer vor dem Gekochten verzehrt werden, da sie leichter verdaulich ist als gekochte Nahrung.

3.2.4 Sprossen

Sprossen aus eigener Produktion bringen Abwechslung in Ihren Speiseplan. Gekeimte Sprossen sind nicht nur regelrechte Vitaminbomben, sie haben auch einen großen Reichtum an Mineralien und Spurenelementen. Diese Eigenschaft macht Sprossen in jeder Jahreszeit zu einer wertvollen Bereicherung Ihres Speiseplans. Dies gilt vor allem dann, wenn frisches Gemüse rar ist oder nur Treibhausware zur Verfügung steht.

Was läuft beim Keimen ab? In jedem Samenkorn steckt die geballte Kraft, die später für die Entfaltung der Pflanze wichtig ist. Dieser Keimling ist besonders reich an Fett und Eiweiß. Während der Keimung finden viele Veränderungen statt. Alles von der Natur vorgesehene Gute im Korn entwickelt sich zu vollem Wert. Nährstoffe werden zu leicht verdaulichen Bestandteilen umgebaut. Mineralien gehen in gut verwertbare Verbindungen über, und der Vitamingehalt steigt um ein Vielfaches. Am bekanntesten sind die Sojabohnenkeimlinge, aber eine Tasse von den weniger bekannten Alfalfasprossen liefert genausoviel Vitamin C wie 12 Gläser Orangensaft. Sprossen sind nicht nur gute Vitaminlieferanten, sie enthalten auch reichlich Ballaststoffe und stillen somit gut den Hunger.

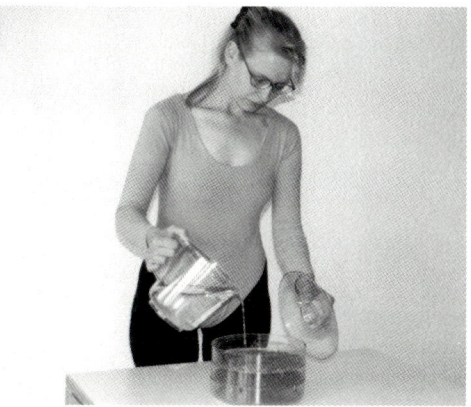

Abbildung 26: Sprossen selbst keimen lassen

Sie benötigen nicht unbedingt ein Keimgerät. Diese Anschaffung lohnt sich erst, wenn Sie das Gerät regelmäßig benutzen. Zum Ausprobieren genügt erst einmal ein Einmachglas. Außerdem: Gummiringe, Verbandsmull. Jetzt kann das Keimen beginnen:

– Die Samen in einem Sieb unter fließendem Wasser gut abspülen, gegebenenfalls Schmutz und zerbrochene Samen auslesen.
– Die Samen in ein Einmachglas geben, mit Wasser auffüllen.
– Mit Verbandsmull und Gummiring das Glas abdecken und die Keime mehrere Stunden quellen lassen.
– Nun das Wasser ablaufen lassen.

Dazu wird das Glas in Schräglage gebracht oder umgekehrt zum keimen auf ein Gitter gestellt.
– Die Sprossen werden während der 2-5 Tage andauernden Keimzeit zweimal täglich unter fließendem Wasser kurz ausgespült und wieder zum Abtropfen und weiteren Keimen aufgestellt.

In Reformhäusern und Bioläden können unbehandelte Samen zum Keimen erworben werden. Beim Keimen sollten die auf den Packungen angegebenen Informationen (Einweichzeit und Keimdauer) beachtet werden.

Empfehlung: Selbstgezogene Sprossen sind eine preiswerte und sichere Methode zur ausreichenden Vitaminversorgung!

3.2.5 Natürliche Fette
Zu ihnen gehören die kaltgepreßten Öle (aus Oliven, Sonnenblumenkernen, Sojabohnen, Leinsaat, Mais oder Nüssen), Butter, Sahne (süß oder sauer), ferner eingeschränkt: Reformmargarine. Die naturbelassenen Fette enthalten alle Vitalstoffe in ihrer ursprünglichen Kombination und versorgen den Körper mit hoch ungesättigten Fettsäuren und fettlöslichen Vitaminen. Daß Butter schuld am krankhaften Anstieg des Cholesterinspiegels im Blut sei, ist seit Jahren widerlegt. John Yudkin, ein

englischer Ernährungsforscher, konnte nachweisen, daß der hohe Cholesterinspiegel vorwiegend durch den hohen Verzehr von Fabrikzucker und Auszugsmehlen verursacht wird. Sobald nämlich diese negativen Substanzen gemieden werden, pendelt sich der Cholesterinspiegel bald wieder im Normalbereich ein, trotz des weiteren Verzehrs von Butter. (Yudkin 1997)

> **Empfehlung: Nicht die Menge an Fett, sondern die Art des Fettes ist für eine gesunde Ernährung entscheidend!**

3.2.6 Positivliste von Nahrungsmitteln

Die Grundsätze dieser gesunderhaltenden Ernährung lassen sich in Form der vier nachfolgenden Ernährungsempfehlungen darstellen und sollten unbedingt in den täglichen Speiseplan integriert werden.

- Essen Sie reichlich Vollkornbrot, möglichst sortenreich. Daneben können weitere Produkte aus frisch gemahlenem Vollkornmehl (zum Beispiel Nudeln, Gebäck) verwendet werden.
- Essen Sie täglich drei Eßlöffel rohes Getreide. Dies läßt sich am besten in Form eines Frischkornbreis realisieren.
- Auch eine Frischkostbeilage, bestehend aus rohem Obst, Salaten aus rohem Gemüse oder Sprossen, ge-

hört in Ihren täglichen Speiseplan.
- Ihren Bedarf an naturbelassenen Fetten können Sie durch Butter, Sahne und durch kaltgepreßte Öle decken.

Alle im Kapitel 3.1 oder hier nicht erwähnten Nahrungsmittel können genossen werden, sind aber zur Gesunderhaltung nicht notwendig. Der Muskeltest kann Ihnen dazu konkretere Hinweise geben. Werden diese Grundregeln eingehalten, so können keine Unverträglichkeitsstörungen auftreten, wie es sie bei gleichzeitigem Verzehr von Vollkornprodukten oder Frischkost sowie Fabrikzucker, Auszugsmehlen und Säften oft gibt. So manche Blähung und manches Völlegefühl haben im Verzehr dieser minderwertigen Konzentrate ihre Ursache und können damit vermieden werden.

☞ Beachten Sie dazu auch die Übersicht auf der hinteren Umschlaginnenseite!

3.3 Blutgruppendiät – Hinweise für Ihre Ernährung?

Der Mensch als biologisches Wesen ist nicht nur durch sein äußeres Erscheinungsbild (Größe, Gewicht, Aussehen, Haarfarbe etc.) charakterisiert, sondern er besitzt auch ein sogenanntes inneres Konstitutionsbild. Es existieren in der Ganzheitsmedizin mehrere Typologien, zum Beispiel die Einteilung der Konstitutionstypen nach Irisdiagnose. (Hier stellt etwa der Blauäugige den Lymphatikertyp dar.) Neuere Forschungsergebnisse von Peter D´Adamo zeigen, daß auch in bezug auf die Blutgruppenzugehörigkeit Konstitutionstypen unterschieden werden können. (D'Adamo 1998) Über die Blutflüssigkeit wird der Organismus mit Nahrung und Sauerstoff versorgt. Verdauungstätigkeiten und Abwehrkräfte unterscheiden sich bei Menschen mit unterschiedlichen Blutgruppen, bei Menschen mit gleicher Blutgruppe treten jedoch starke Ähnlichkeiten hervor. Es existieren heute vier Blutgruppen:

Menschen mit Blutgruppe A vertragen zum Beispiel keine Milch. In den aufgenommenen Nahrungsmitteln existieren bestimmte Eiweißstoffe, die den Immunstoffen der Blutgruppen sehr ähnlich sind. Werden also Nahrungsmittel verzehrt, die atypisch zur jeweiligen Blutgruppe sind, reagiert das körpereigene Abwehrsystem. Aufbauend auf diesen Erkenntnissen sind Ernährungsprogramme entwickelt worden, die auf die individuellen genetischen und biochemischen Besonderheiten der Blutgruppen abgestimmt sind.

Blutgruppe:	Bevölkerungsanteil:	Entstehung:
0	circa 40 Prozent	circa 40.000 Jahre alt
A	circa 45 Prozent	circa 25.000 Jahre alt
B	circa 10 Prozent	circa 15.000 Jahre alt
AB	circa 5 Prozent	circa 1.000 Jahre alt

Empfehlung: Das Ernährungsprogramm auf Seite 55 kann Anregung für eine eventuell notwendige Ernährungsumstellung sein. Überprüfen Sie auch hier durch den Muskeltest, was für Sie zutrifft!

Blutgruppe	Charaktertyp:
O	Stark, selbstbewußt, durchsetzungsfähig
A	Seßhaft, kooperativ, friedfertig
B	Ausgewogen, flexibel, kreativ
AB	Selten charismatisch, geheimnisvoll
	Stärken
O	Robuster Verdauungstrakt, starkes Immunsystem, natürliche Abwehr gegen Infektionen
A	Paßt sich gut an Ernährungs- und Umweltveränderungen an, Immunsystem erhält und metabolisiert Nährstoffe leichter
B	Starkes Immunsystem, vielseitige Anpassung an Ernährungs- und Umweltveränderungen, ausgewogenes Nervensystem
AB	Bestimmt für heutige Lebensbedingungen, sehr tolerantes Immunsystem, verbindet Vorzüge des A- und B-Typs
	Anfälligkeiten
O	Reagiert unverträglich gegen neue Ernährungs-/Umweltbedingungen, oft überaktives Immunsystem mit Hang zu Autoimmunerkrankungen
A	Empfindlicher Verdauungstrakt, anfälliges Immunsystem, offen für das Eindringen von Mikroorganismen
B	Keine natürlichen Schwächen, Ernährungsfehler fördern die Neigung zum Zusammenbruch des Immunsystems und zu seltenen Viruskrankheiten
AB	Empfindlicher Verdauungstrakt, Neigung zu Nachlässigkeit des Immunsystems, erlaubt das Eindringen von Mikroorganismen, reagiert negativ auf A- und B-ähnliche Blutgruppenbedingungen
	Krankheitsneigungen
O	Blutgerinnungsstörungen, Entzündliche Erkrankungen wie Arthritis, Schilddrüsenhormone zu niedrig, Geschwüre, Allergien
A	Herz- und Kreislauferkrankungen, Anämie- Typ-I-Diabetes
B	Typ-I-Diabetes, chronisches Müdigkeitssyndrom, Autoimmunerkrankungen
AB	Herzkrankheiten, Kreislaufstörungen, Anämie

Abbildung 27: Charakterisierung der Blutgruppen

Ernährungstyp	Ernährungsprofil
Eiweißreich, Fleischesser	Fleisch, Fisch, Gemüse, Obst, eingeschränkt: Getreide, Bohnen, Hülsenfrüchte.
Vegetarier, Pflanzenesser	Gemüse, Tofu, Meeresfrüchte Getreide, Bohnen, Hülsenfrüchte, Obst.
Ausgewogener Allesesser	Fleisch (kein Hühnerfleisch) Milchprodukte Getreide, Bohnen, Hülsenfrüchte Gemüse, Obst.
Mischköstler	Fleisch, Meeresfrüchte, Milchprodukte Tofu, Bohnen, Hülsenfrüchte, Getreide, Gemüse, Obst.

Tips für das Abnehmen

Eiweißreich, Fleischesser	Bitte vermeiden: Weizen, Mais, Kidneybohnen, Linsen, Weiß- und Rotkohl, Rosenkohl. Bitte verwenden: Kombualgen, Meeresfrüchte, Salz, Leber, rotes Fleisch, Brokkoli, Spinat, Grünkohl.
Vegetarier, Pflanzenesser	Bitte vermeiden: Fleisch, Milchprodukte, Kidneybohnen, Limabohnen, Weizen. Bitte verwenden: Nußöle, Sojaprodukte, Gemüse, Ananas.
Ausgewogener Allesesser	Bitte vermeiden: Mais, Linsen, Erdnüsse, Sesamsamen, Buchweizen, Weizen. Bitte verwenden: Grüngemüse, Eier, Wild, Leber, Süßholz.
Mischköstler	Bitte vermeiden: rotes Fleisch, Kidneybohnen, Limabohnen, Samen, Mais, Buchweizen. Bitte verwenden: Tofu, Meeresfrüchte, Milchprodukte, Grüngemüse, Kombualgen, Ananas.

Eventuell zusätzliche Nährstoffe

Eiweißreich, Fleischesser	Vitamin B, Vitamin K, Kalzium, Jod, Süßholz, Kombualgen
Vegetarier, Pflanzenesser	Vitamin B12, Folsäure, Vitamin C, Vitamin E, Weißdorn, Echinacea, Mariendistel
Ausgewogener Allesesser	Magnesium, Süßholz, Gingko, Lecithin
Mischköstler	Vitamin C, Weißdorn, Echinacea, Baldrian, Mariendistel

Körperliche Betätigung

Eiweißreich, Fleischesser	Intensive körperliche Betätigung wie: Aerobic, Kampfsport, Laufen
Vegetarier, Pflanzenesser	Beruhigende, konzentrationsfördernde Übungen wie: Yoga, Tai Chi, Chi-Gong
Ausgewogener Allesesser	Mittelstarke Beanspruchung, wie Wandern, Radfahren, Tennis, Schwimmen. Ausgleich durch geistige Tätigkeiten notwendig
Mischköstler	Beruhigende, konzentrationsfördernde Übungen wie: Yoga, Tai Chi kombiniert mit mäßiger Betätigung wie: Wandern, Tennis

3.4 Wasser – Quelle der Gesundheit

Wasser ist neben gesunden Lebensmitteln eine der bedeutendsten Quellen für die Gesundheit und eine wichtige Voraussetzung, damit der Körper sich ständig entgiften kann. Der menschliche Körper besteht je nach Lebensalter zu 40 bis 70 Prozent aus Wasser. Das Wasser im Körper fungiert als „Kläranlage" des Organismus, das heißt, es nimmt Stoffwechselschlacken auf und leitet sie über das Lymphsystem und das Blut zu den Ausscheidungsorganen. Diesen Vorgang nennt man Ausleitung. Wenn er nicht mehr ausreichend funktioniert, zum Beispiel deshalb, weil wir unserem Körper über längere Zeit zu wenig Wasser zugeführt haben, erfolgen Ablagerungen von Schlacken und Giftstoffen im Fettgewebe, in den Knochen, im Bindegewebe und in den Organen.

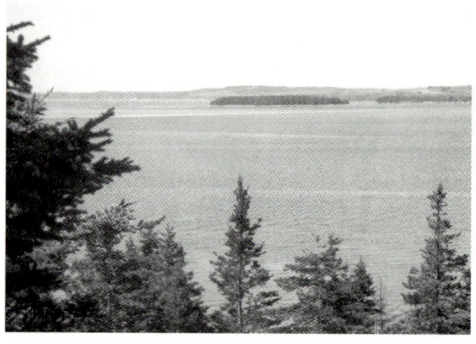

Abbildung 28: Element Wasser

Diese Schlackenstoffe können von außen zugeführt oder im Körper durch den Stoffwechsel und durch Entzündungsvorgänge entstanden sein. Je größer die Belastung des Körperwassers mit Schlacken ist, desto wichtiger ist die Zufuhr von reaktionsfähigem, mineralstoffarmem Wasser zur Entgiftung. Als „entgiftungsfähig" ist dabei ein solches Wasser anzusehen, das möglichst viele toxische Teilchen aufnehmen kann.

Wenn das getrunkene Wasser bereits selbst viele feste Bestandteile enthält, kann es im Körper nur wenig oder keine Schlacken mehr aufnehmen. Je höher also die Konzentration an Mineralien im Trinkwasser ist, desto geringer ist die Entgiftungsfähigkeit dieses Wassers im Körper. Aufgrund des Gesetzes der Homöostase durchmischen sich Wässer unterschiedlicher Konzentration so, daß das belastete Wasser einen Teil seiner Belastung ins unbelastete Wasser abgibt. Dieser Konzentrationsausgleich fällt um so intensiver aus, je größer das Konzentrationsgefälle ist. Je stärker also unser Körperwasser mit Toxinen und Schlacken belastet ist, desto „leerer" oder reiner muß das Trinkwasser sein, damit der Entgiftungsvorgang auch optimal stattfinden kann. Unter „leerem" Wasser ist, wie gesagt, ein solches Wasser zu verstehen, das nicht selbst schon mineralreich oder gar beladen mit Giftstoffen ist. Trinkwasser sollte möglichst frei von Pestiziden, Schwermetallen, Nitrat, Konservierungsmitteln, radioaktiven Substanzen, Asbestfasern, Chlor, Kalk und anderen Rückständen sein. Doch leider ist dies überhaupt nicht selbstverständlich.

3.4.1 Verschiedene Wasserarten

Den meisten Menschen ist unbekannt, daß Mineral- und Heilwässer keineswegs „leere", das heißt für Körperschlacken aufnahmefähige Wässer sind. Ihre Aufnahmefähigkeit hängt nicht vom Kohlensäuregehalt ab. Mineralwässer, Heilwässer und auch stille Wässer haben in der Regel einen für Entgiftungszwecke viel zu hohen Mineralstoffgehalt. Es ist unbestritten, daß mit bestimmten Heil- oder Mineralwässern, die am Ort der Heilquelle getrunken werden, Heilungsvorgänge in Gang gesetzt werden können. Dieses „Kuren" stellt jedoch eine besondere Form der Arzneitherapie dar und rechtfertigt keinesfalls die unkontrollierte Vermarktung und den bedenkenlosen Konsum abgefüllter Heilwässer.

Das beste Wasser für Gesundheit und Entgiftung ist Quellwasser, welches aus dem Inneren der Erde sprudelt und direkt an der Quelle getrunken wird. Dieses Wasser mußte durch keine Kunststoff-, Stahl-, Metall- oder Zement- und Betonröhre fließen, und es hat auf seinem natürlichen Weg durch die Erde alle natürlichen Aktivierungsprozesse erfahren, die ein lebendiges, gesundheitsförderndes Wasser auszeichnen.

Die wenigsten Menschen haben das Glück und die Gelegenheit, frisches Quellwasser zutrinken. Dies wäre, verbunden mit einer vollwertigen Ernährung, das Optimale zur Krankheitsvorbeugung. Statt dessen erhalten wir unser Wasser aus den Wasserleitungen leider als ein chemisch „aufgearbeitetes" und mit einer Vielzahl von Chemikalien verändertes Wasser. Es ist zum Beispiel in einigen Ballungsgebieten schon derart ungenießbar, daß die Bevölkerung vor dem Genuß von Trinkwasser aus der Wasserleitung gewarnt werden mußte. Immer wieder liest man in der regionalen Tagespresse, wie sicher und rein angeblich unser Trinkwasser ist. Dazu äußerte sich Professor Wassermann vom Institut für Toxikologie in Kiel in einem Interview folgendermaßen:

„Wir denken als Toxikologen in langen Zeiträumen, in Generationen müssen wir ja denken, nicht in Wahlurnen oder Jahresbilanzen; und damit hängt es auch zusammen, daß wir die Entwicklung der Bevölkerung viel besser kennen, die Zunahme von Krankheiten, von Allergien, von Krebs, wenn man bedenkt, innerhalb von 30 Jahren hat Krebs als Todesursache von 15 Prozent auf circa 30 Prozent zugenommen, und daran ist natürlich auch die Trinkwasserverschmutzung schuld. Tausende und Abertausende, man schätzt 100000 Rückstandstoffe, also Spurenstoffe aus dem Chemieabfall. Und da kommen auch Tausende noch im Trinkwasser bei Ihnen aus dem Wasserhahn, weil die Wasserwerke hoffnungslos überfordert sind, dieses Wasser zu reinigen." (Aus: ALH-Nachrichten, 5 / 98)

Bei den meisten von uns wird es so sein, daß wir bedenkenlos Leitungswasser in „versteckter" Form zu uns nehmen (zum Beispiel in Tee, Kaffee, gedünstetem Gemüse, Teigwaren und Kartoffeln), und daß wir erst dann beginnen nachzudenken, wenn wir das gleiche Wasser in reiner Form trinken sollen. Jetzt erst setzt das oft gar nicht unbegründete Mißtrauen den Veränderungen gegenüber ein, die das Trinkwasser durch die Prozesse der Zivilisation erfahren hat. Man muß sich darüber im klaren sein, daß es im Hinblick auf die Belastung des Wassers durch Schadstoffe und andere feste Bestandteile keinen Unterschied zwischen dem Leitungswasser im Trinkglas und jenem im Kaffee gibt.

3.4.2 Qualitätsverbesserung des Wassers

Da es leider selten gutes Leitungswasser gibt, das befriedigende Analysedaten aufweist, kommen die meisten ohne ein eigenes Wasseraufbereitungssystem nicht mehr aus. Die Qualität des Leitungswassers läßt sich unter gesundheitlichen Aspekten nicht nur verbessern, sondern man kann ein regelrecht den Heilungsprozeß förderndes Wasser erzeugen, indem man das Lei-

tungswasser mit entsprechenden Filtersystemen (Membran-Umkehr-Osmose) von den meisten Umweltgiften und festen Bestandteilen befreit. Wenn Sie von diesem Wasser täglich wenigstens eineinhalb Liter trinken und die Nahrung mit diesem gereinigten Wasser zubereiten, beginnen deutliche Entgiftungsprozesse im Körper. Kein anderes Verfahren, so aufwendig es auch betrieben wird, kann zum selben positiven Entgiftungsergebnis führen. Die durch das gefilterte Wasser ausgelösten Reaktionen fördern die Entgiftung und Heilung des Körpers. (Braun von Gladiss 1981)

3.4.3 Wieviel Wasser brauche ich?

Ihr Körper braucht nach unseren Erfahrungen täglich mindestens sechs Gläser (je circa 1/4 Liter) Wasser. Bitte beachten Sie, daß Alkohol, Kaffee, Tee, koffeinhaltige Getränke und Säfte nicht als Lieferanten für Wasser zählen! Am besten wird das Wasser zu folgenden Zeiten getrunken (– diese Hinweise stammen aus einer klinischen Beobachtung bei Magengeschwüren und anderen Erkrankungen; Batmanghelidj 1998, S. 153):

– Eine halbe Stunde vor der Nahrungsaufnahme (Frühstück, Mittag-, Abendessen) ein Glas Wasser.
– Die gleiche Menge zweieinhalb Stunden nach jeder Mahlzeit.
– Dies stellt das absolute Minimum an Wasserzufuhr dar, welches Ihr Kör-

per benötigt. Damit eine möglicherweise jahrelang bestehende Unterversorgung längerfristig ausgeglichen werden kann, sollten weitere zwei Gläser getrunken werden.

Ihren Durst sollten Sie immer sofort stillen. Wenn Sie eine Zeitlang genügend Wasser getrunken haben, dann registriert Ihr Körper wieder das natürliche Durstempfinden. Wasser ist neben einer ausgewogenen Vollwerternährung die billigste Medizin für Ihren Körper. So wird durch Verhindern der Austrocknung das Entstehen zahlreicher Krankheiten vermieden (zum Beispiel Magenschleimhautentzündungen, Bluthochdruck und Bandscheibenschäden). Sie alle gehören zu der Gruppe der „Austrocknungskrankheiten".

Empfehlung: Nicht nur wieviel Sie trinken, sondern auch was Sie trinken ist entscheidend für Ihre Gesundheit!

3.5 Atmung – tragender Rhythmus des Lebens

Die Atmung ist eine der wichtigsten Funktionen des menschlichen Körpers: ohne Sauerstoff kein Leben. Der menschliche Körper kann mehrere Wochen ohne feste Nahrung, mehrere Tage

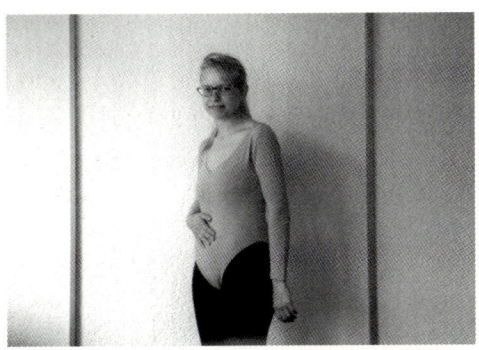
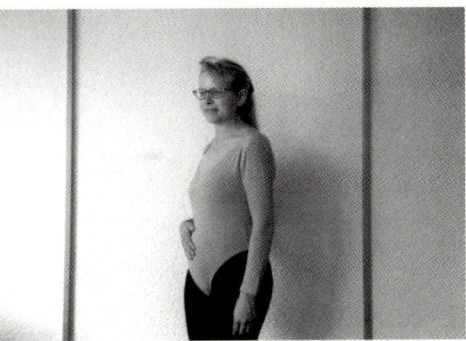

Abbildung 29: Richtig atmen

ohne Flüssigkeit, aber nur drei bis fünf Minuten ohne Sauerstoff auskommen. Eine ausgewogene, den Erfordernissen angepaßte Atmung bewirkt nicht nur eine ausreichende Sauerstoffversorgung der Zellen, sondern auch eine Stabilisierung der Gesundheit. Durch Atemübungen kann die Lunge besser durchlüftet, durchblutet und dadurch die Lungenfunktion verbessert werden. Atemübungen wirken deshalb entspannend und harmonisierend auf das vegetative Nervensystem. Mit tiefen

Einatemzügen, zum Beispiel bei geschlossenen Augen in ruhiger Sitz- oder Liegehaltung, können Nervosität und Hemmungen gedämpft werden.

Wir empfehlen die folgenden Yoga-Atemübungen, die die Lunge besser durchlüften und dadurch die Lungenfunktion verbessern: Sie sitzen auf einem Stuhl, halten den Kopf hoch und den Rücken gerade, ohne die Stuhllehne zu berühren. Sie befinden sich in einem Zustand zwischen Anspannung und Gelöstheit. Dabei denken Sie an etwas Freundliches, mit dem Gefühl der Aufgeschlossenheit. Sie stellen die Füße auf den Boden und legen die Hände locker auf die Knie oder Oberschenkel. Sie denken dabei an Ihre Lunge und die Bronchien und daran, was diese täglich zu leisten haben.

Grundatmung:
Im Sitzen bilden Rücken, Hals und Kopf eine gerade Linie. Atmen Sie durch die Nase tief ein und wölben sie gleichzeitig den Bauch nach vorn. (Hierdurch erreichen Sie eine optimale Sauerstoffversorgung.) Dabei legen Sie die Fingerspitzen leicht auf die Magengegend. Beim Ausatmen durch den Mund ziehen Sie den Bauch so langsam wie möglich ein.

Bauchatmung:
Sie beginnen mit der Grundatmung, indem Sie durch die Nase einatmen und den Bauch so weit wie möglich vorwöl-

ben. Unmittelbar danach atmen Sie im gleichen Rhythmus aus und ziehen die Bauchmuskeln kräftig zusammen. Jetzt bleiben Sie für 3 Sekunden in dieser Stellung des Atemanhaltens (später steigern Sie sich langsam bis auf 7 Sekunden Atemanhalten). Dann atmen Sie wieder wie gewohnt durch die Nase ein.

Tiefatmung:
Hier atmen Sie zuerst aus und dann, wie zuvor beschrieben, innerhalb von 7 Sekunden ein, unter Vorwölben des Bauches und leichtem Anheben der Schultern. Auch der Brustkorb soll sich jetzt mit vorwölben. Sie versuchen wieder, den Atem für 3 bis 7 Sekunden anzuhalten. Sie sprechen im Geiste: „Atem ist Gesundheit." Danach atmen Sie wieder innerhalb 7 Sekunden langsam aus, wobei sich der Bauch und der Brustkorb zusammenziehen und die Schultern herabsinken.

Unsere Atemwege und die Lungenbläschen sind ein Wunderwerk. Unermüdlich, Tag und Nacht, in Ruhe und bei Belastung müssen sie arbeiten; rund 1000 Liter Luft pumpt die Lunge täglich ein und aus, durch 700 Meter feinste Bronchien. Diese versorgen 750.000.000 Lungenbläschen mit Sauerstoff; dies entspricht einer Lungenoberfläche von 100 Quadratmeter. Dabei atmen wir pro Tag circa 8.400 mal ein und aus.

Empfehlung: Die tägliche Durchführung dieser Atemübungen steigert nicht nur Ihre Vitalität, sondern fördert auch Ihre Gesundheit!

3.6 Schlaf – unverzichtbar zur Regeneration

Die moderne Schlafforschung hat herausgefunden, daß der Schlaf ein weitaus aktiverer Teil unseres Lebens ist, als bisher angenommen. Bekanntlich gibt es unterschiedliche Schlafphasen wie Einschlafstadium, mitteltiefer und tiefer Schlaf bzw. die Traumphasen. Selbst im tiefsten Schlaf schaltet unser Organismus nicht ganz ab. Ob man auf einer harten Matratze, auf einem Brett im Bett oder gar auf dem Boden besser schläft als weichgepolstert, das muß man selbst ausprobieren. Man muß nicht unbedingt auf harter Unterlage schlafen; wichtig ist vor allem, daß man nicht in einer „Kuhle" schläft, die verhindert, daß man häufig seine Lage wechseln kann. Denn nur bei entspanntem Liegen und häufigem Lagewechsel können sich die einzelnen Wirbelkörper und die Bandscheiben von den Belastungen des Tages erholen. Je entspannter das Liegen, desto vollständiger ist der Erholungseffekt des Schlafens.

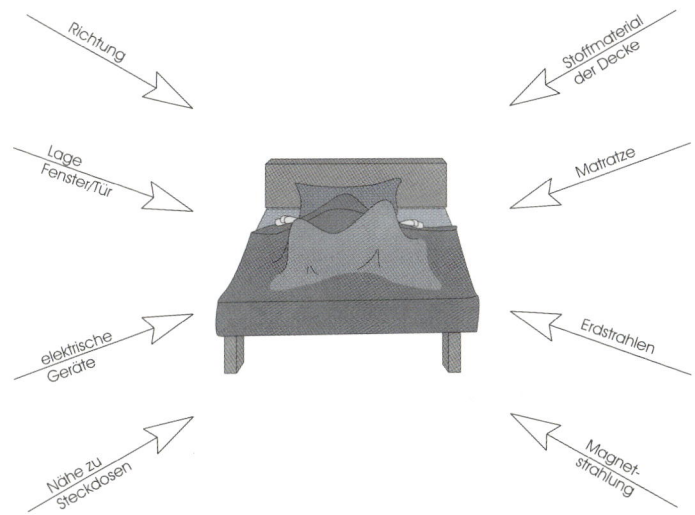

Abbildung 30: Aspekte des Schlafplatzes, die den Schlaf beeinflussen

Interessant ist die Differenzierung in Rückenschläfer und Seitenschläfer. Manche Menschen schwören steif und fest, das eine oder das andere zu sein, nur weil sie in der Rücken- bzw. Seitenlage einschlafen und genauso wieder aufwachen. Doch was zwischen Abend und Morgen passiert, ist ihnen nicht bewußt. So befinden sich beispielsweise überzeugte Rückenschläfer zu 95 Prozent der Schlafzeit in der Seitenlage. Solche Erkenntnisse wurden von Schlafforschern mit der Videokamera dokumentiert. Im nächtlichen Schlaf spielen sich damit weitaus aktivere Lebens- und Bewegungsvorgänge ab, als bisher angenommen. Da sind zum Beispiel die unterschiedlichen Phasen: Wachen, Träumen, Dösen, leichter Schlaf, mittlerer Schlaf, tiefer Schlaf.

Diese Zyklen gelten für alle Menschen, ganz gleich, ob sie mit sechs oder acht Stunden Schlaf auskommen. Das Schlafbedürfnis der Menschen ist unterschiedlich. Es kann bei 30- bis 50jährigen zwischen 5 und 9,5 Stunden, bei 50- bis 70jährigen zwischen 4 und 11 Stunden liegen.

In jedem Fall kann man aber als gesichert festhalten, daß der Schlaf *vor* Mitternacht erholsamer ist als der Schlaf *nach* Mitternacht.

Über 12 Millionen Deutsche gelten als schlafgestört. Folgende Ursachen für Schlafstörungen sind heute bekannt:

- zu niedriger oder zu hoher Blutdruck
- Herz- oder Kreislaufschwäche
- Labilität des Nervensystems
- unentdeckte Zwerchfellhernie (Bruch)
- Zwölffingerdarmgeschwür
- krampfhaft erwünschter oder unerwünschter Schlaf
- falsche Tageseinteilung
- störende Erwartungen und Konflikte
- Einwirkungen von Geräuschen, Licht und Temperatur
- elektromagnetische oder Erdstrahlen im Schlafraum

Liegen auch Sie abends oder nachts im Bett und können nicht schlafen? Will so mancher Gedanke, so manches Ereignis nicht aus dem Kopf? Verhindern die Tagesgeschehnisse Ihr Einschlafen? Diese Gedankenflut ist fast immer mit einer vermehrten Durchblutung des Gehirns verbunden. Eine einfache Methode, das Blut stärker in die Beine zu leiten, besteht im Anziehen von feuchtkalten Wollsocken. Beim Verdunsten des Wassers entsteht Wärme und somit ein vermehrter Blutandrang in den Beinen, wobei die Durchblutung des Kopfes abnimmt. Mit dem gleichzeitigen Verschwinden der Gedanken stellt sich ein erholsamer Schlaf ein. Bitte beachten Sie, daß kalte Anwendungen nur an warmen Füßen durchgeführt werden dürfen. Wenn die Füße kalt sind, genügt auch ein warmes Fußbad (zum Beispiel aufsteigendes Fußbad nach Schiehle), um den ersehnten Schlaf herbeizuführen. Auch die Einnahme von Baldriantropfen hat sich gut bewährt. Hierbei werden eine halbe Stunde vor dem Schlafengehen 30 bis 50 Tropfen in etwas Wasser eingenommen.

> **Empfehlung: Testen Sie die Ursachen eventueller Schlafstörungen aus und versuchen Sie es mit den vorgeschlagenen Einschlafhilfen!**

3.7 Bewegung – Wer rastet, der rostet!

Ein in den letzten Jahren immer stärker diskutiertes Thema der persönlichen Gesundheitspflege ist die Heilwirkung von Bewegung auf Leib und Seele. Mancher sieht nicht recht ein, warum er sich körperlich strapazieren soll – sitzt er doch lieber im Sessel und ruht sich aus, in der Annahme, dies diene der Gesundheit. Daß Trägheit krank machen kann, ist eigentlich eine jahrhundertealte Erkenntnis. In den letzten Jahrzehnten haben die Menschen zumindest in der westlichen Welt ihren Lebensstil und ihre Umwelt grundlegend verändert. Vor allem wurden immer neue Möglichkeiten erfunden, uns davor zu bewahren, im beruflichen oder privaten Bereich unsere Muskeln beanspruchen zu müssen. Während die Lebenstüchtigkeit in früheren Zeiten vor-

nehmlich von der Muskelkraft abhing, haben Technisierung, Arbeitsteilung und Automatisierung in der Arbeitswelt und im privaten Betätigungsfeld das Schwergewicht mehr und mehr in Richtung einer überwiegend nervlichen und geistigen Beanspruchung verschoben. Ein „Muskelwesen" wurde in kürzester Zeit zu einem „Nervenwesen" umfunktioniert. Das aber gelang nur sehr unvollkommen, da wir auch heute noch denselben biologischen Gesetzen unterstellt sind. Dazu zählt die Grundregel:

Struktur, Gesundheits- und Leistungszustand eines Organs werden bestimmt vom Erbgut und vor allem von der Qualität und Quantität seiner Beanspruchung. Im Erbgut manifestiert sich also die genetische Veranlagung, in der täglichen Beanspruchung werden Organe dem Funktionstest unterzogen. Gut trainierte Organe bestehen den Test besser als untrainierte Funktionseinheiten.

Je intensiver ein Organ im positiven Sinn beansprucht wird, desto anpassungs- und widerstandsfähiger wird es. Den Anstoß für Entwicklung und Erhaltung der Leistungsfähigkeit der inneren Organe, besonders von Herz, Kreislauf, Atmung, Stoffwechsel und Skelettmuskulatur, gibt die dynamische Beanspruchung großer Muskelgruppen. Bleibt die Beanspruchung über längere Zeiträume unterhalb eines Belastungsminimums, entstehen

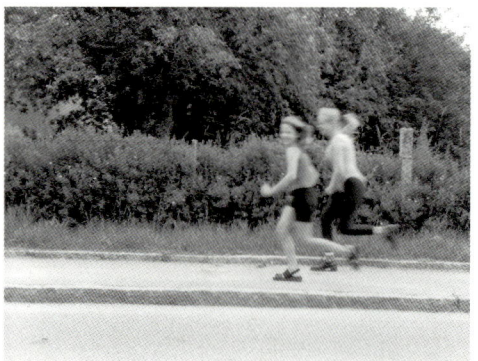

Abbildung 31: Bewegung ist Gesundheitsvorsorge

sogenannte Bewegungsmangelerschei-
nungen. Die nicht in Anspruch genom-
mene Muskelgruppe verliert an Mus-
kelmasse und verringert damit die
Leistungsfähigkeit zum Bewältigen
körperlicher Funktionsprozesse. Eine
Mangelerscheinung dieser Art zeigt
sich in den vielfach verbreiteten Bein-
leiden. Hier können die folgenden naturheilkundlich begründeten Maßnahmen zu einer Linderung führen:

- Viel Bewegung in Form von Laufen
  auf weichem Boden, Schwimmen
  (auf dem Rücken), Radfahren, Gym-
  nastik usw.
- Vermeiden sportlich motivierter
  Überbeanspruchungen des Körpers.
  Für untrainierte und auf Leistung
  unvorbereitete Freizeitsportler sind
  sportliche Höchstleistungen nicht
  angezeigt.
- Kalte Güsse nach Kneipp, die jedoch
  nur dann zum Einsatz kommen soll-

ten, wenn der Betreffende körperlich
erwärmt ist. Ansonsten schadet der
kalte Guß mehr, als er nützt.
- Gesunde, natürliche Ernährung
- Vorbeugen gegen Darmträgheit
  durch ausgewogene, faserstoffreiche
  Vollwerternährung.
- Einsatz von Entspannungsübungen.
  Damit werden die während des Tages
  entstandenen Anspannungszustän-
  de abgebaut.

Ein arabisches Sprichwort besagt, daß
die Menschen sich in drei Klassen ein-
teilen lassen: in diejenigen, die unbe-
weglich sind, diejenigen, die beweglich
sind, und diejenigen, die sich bewegen.

> **Empfehlung: Nutzen Sie alle Mög-
> lichkeiten im Verlauf eines Tages,
> um in Bewegung zu kommen und zu
> bleiben!**

3.8 Allergien – Test und Selbsthilfe

Heutzutage hat fast jeder zweite
Mensch in Europa eine Allergie, mehr
oder weniger stark ausgeprägt. Deshalb
haben wir uns entschlossen, das Testen
von Allergenen als weitere Möglichkeit
der Kinesiologieanwendung hier zu besprechen, damit Sie das Handwerks-
zeug beherrschen, um Ihren maßgeschneiderten Ernährungsplan aller-

genfrei zusammenzustellen. Das gehäufte Auftreten von Allergien macht es ratsam, Ihre Nahrung auf allergene Belastung hin zu überprüfen, besonders wenn Ihr eigenes Immunsystem sensibel reagiert.

Die Allergien sind auf dem bestem Wege, zur Volkskrankheit Nummer 1 aufzusteigen. Offizielle Zahlen gehen von circa 50 Prozent Allergikern in der deutschen Bevölkerung aus. Zu den allergisch ausgelösten Krankheitsbildern gehören nicht nur der Heuschnupfen (oft mit Nebenhöhlenentzündungen), die Neurodermitis (als allergisches Ekzem) und das Asthma bronchiale, sondern in manchen Fällen können allergische Reaktionen auch Depressionen und Migräne auslösen. (Vgl. Calatin 1988)

3.8.1 Vortest

Das hier beschriebene Vorgehen geht im wesentlichen auf die Erfahrungen des kanadischen Psychologen, Gesundheitsberaters und Kinesiologen Jimmy Scott zurück und wurde von den Autoren um den Faktor „überstarker" Muskel erweitert. (Vgl. Scott 1997)

Der bereits überprüfte Indikatormuskel muß auch dann „stark" bleiben, wenn während der nachfolgenden Überprüfung der Allergietestpunkt (Akupunkturpunkt 3E 21) vor dem Ohr, oberhalb des Kiefergelenkspaltes, berührt wird. Hierbei ist es gleichgültig, wer den Punkt während der Tests berührt.

Wird der Indikatormuskel bereits durch alleinige Berührung des Allergietestpunktes schwach, so müssen vor dem Beginn der Allergietestung die nachfolgenden Korrekturschritte ausgeführt werden.

3.8.2 Korrektur einer „schwachen" Vortestreaktion

Zuerst wird der Allergietestpunkt 3E 21 auf jeder Seite circa neunzigmal leicht geklopft. Als zweites wird der Akupunkturpunkt Lu 5 in der Mitte der Ellbeugenfalte, an der Daumenseite der Bizepssehne, circa neunzigmal leicht geklopft. Bei der nachfolgenden Überprüfung muß der Indikatormuskel bei dem gleichzeitigen Berühren des Allergietestpunktes eine normal starke Reaktion zeigen.

Wichtig: Nur wenn der Indikatormuskel beim Berühren des Allergietestpunktes ein normal starkes Testergebnis zeigt, können Sie mit dem Allergietesten beginnen.

3.8.3 Allergietest

Wenn Sie jetzt auf den entkleideten Bauch in der Testzone, zwei Fingerbreit unterhalb des Bauchnabels, eine oder (nacheinander) mehrere Testsubstanzen auflegen, gibt der Indikatormuskel durch „schwache" oder „überstarke" Testreaktionen einen Hinweis darauf, daß eine Überempfindlichkeit vorliegt, hinter der sich eine Allergie auf die

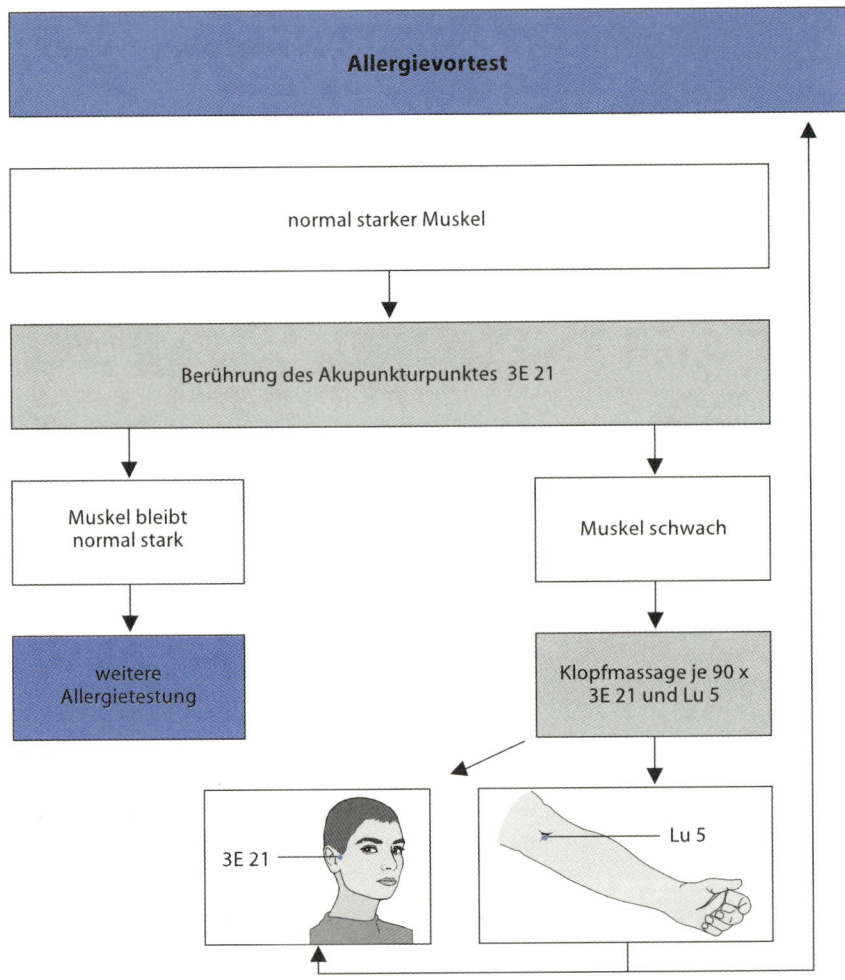

Abbildung 32: Allergievortest

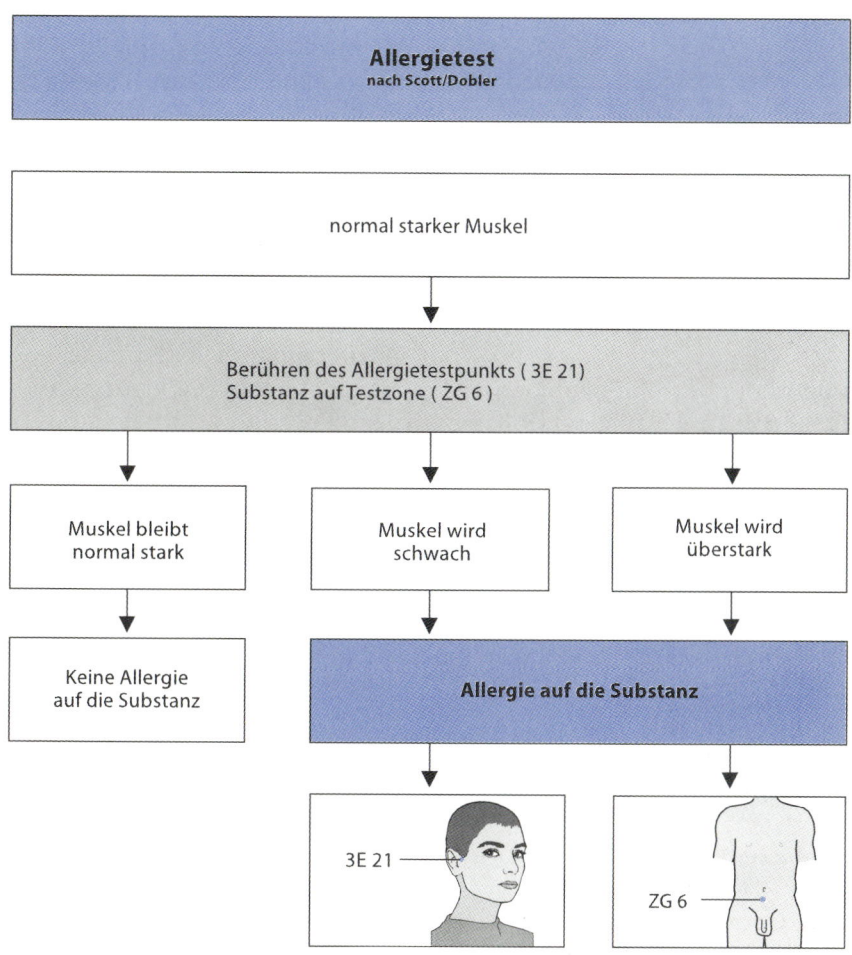

Abbildung 33: Ablaufschema Allergietest

entsprechende Testsubstanz verbergen kann. (Dies wäre durch medizinische Diagnose genauer zu klären.) Bleibt der Indikatormuskel bei der Allergietestung in einem „normal starken" Zustand, so liegt – korrekte Testdurchführung vorausgesetzt – höchstwahrscheinlich keine Überempfindlichkeit und keine Allergie gegen die aufgelegte Substanz vor.

Folgendes Beispiel soll Ihnen die Vorgehensweise verdeutlichen. (Voraussetzung: Der Indikatormuskel reagiert „normal stark" bei gleichzeitigem Berühren des Allergietestpunktes.) Als Testsubstanz verwendet man zum Beispiel Kuhmilch (geringe Menge oder ganze Milchflasche). Sie wird auf den Testpunkt unterhalb des Bauchnabels aufgelegt (etwas Milch in einem Glas oder Plastikgefäß oder einige Tropfen auf einen Tupfer aufbringen; feste Lebensmittel können unverpackt aufgelegt werden), und gleichzeitig wird der Allergietestpunkt am Ohr berührt. Bei gleichzeitiger Testung des Indikatormuskels kann es zu folgenden drei möglichen Testergebnissen kommen:

– Indikatormuskel reagiert „schwach"
    ——→ Allergie auf Kuhmilch
– Indikatormuskel reagiert „überstark"
    ——→ Allergie auf Kuhmilch
– Indikatormuskel reagiert „normalstark"
    ——→ keine Allergie auf Kuhmilch

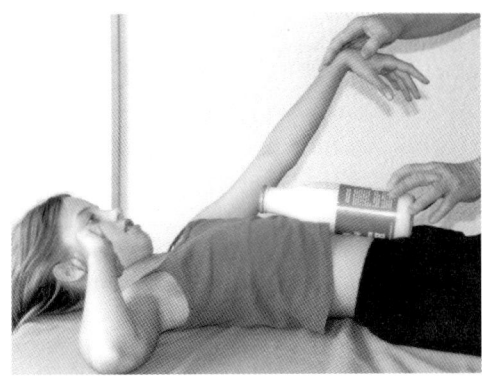

Abbildung 34: Allergietest

3.8.4 Allergieklopfen – eine Selbsthilfemethode

Bei jeder allergischen Reaktion im menschlichen Körper werden unter anderem auch einzelne Energiebahnen (Meridiane) beeinträchtigt. Ohne Korrektur dieser betroffenen Meridiane ist eine Beseitigung der Allergie nur schwer möglich, da die Harmonisierung dieser Energiebahnen bei der ursächlichen Allergiebehandlung immer den Grundstock zu einer körpereigenen Selbstregulation darstellt. Mit Klopfen bestimmter Akupunkturpunkte kann man die Energie auf diesen Meridianen wieder besser zum Fließen bringen und dadurch dem Körper helfen, die allergische Reaktion aufzulösen. Jimmy Scott hat eine erfolgreiche Selbstbehandlungsmethode entwickelt, die in der Lage ist, dem allergiegeplagten Kranken Erleichterung zu verschaffen. Durch Klopfen der von Scott genannten Akupunkturpunkte wird eine allgemeine Stabilisierung der Körperenergien erreicht, trotz der Einwirkung des Allergens.

Die Korrektur der Allergie erfolgt durch das Beklopfen der nachfolgend dargestellten Akupunkturpunkte. Zeigt die Allergie äußerlich sichtbare Symptome, kann sofort die Allergie-Klopfkorrektur vorgenommen werden. In der akuten Symptomphase befindet sich das betreffende Allergen ja bereits im Körper. Wenn die Allergiesymptome aber nicht äußerlich sichtbar sind (zum Beispiel während einer abgeschwächten Allergiephase), kann man das Allergie-Klopfverfahren prophylaktisch mit den ausgetesteten Allergenen durchführen. Man legt dann zuerst die allergene Substanz in einem verschlosse-

nen Gefäß auf die Testzone unterhalb des Bauchnabels. Gleichzeitig wird jeder der angegebenen Punkte circa 30 Sekunden lang je fünfunddreißigmal beklopft, möglichst im Walzerrhythmus. Ob die Korrektur erfolgreich durchgeführt wurde, läßt sich anschließend durch den Muskeltest überprüfen.

Mit dieser einfachen Vorgehensweise können Sie jederzeit, auch unabhängig von den in diesem Buch vorgestellten Gesundheitschecklisten, alle Ihre Nahrungsmittel auf Ihre Allergieanfälligkeit überprüfen, Allergieauslöser unschädlich machen und die möglichen Belastungen für das Immunsystem verhindern.

Die Klopfpunkte am Kopf und Rumpf

Bl 1   Nasenwurzel am Innenwinkel
         der Augen
         (1. Punkt des Blasenmeridians)

Ma 1   Mitte des Jochbeinverlaufs un-
         ter den Augen
         (1. Punkt des Magenmeridians)

Ni 27   unter den Schlüsselbeinansät-
         zen am Brustbein (27. Punkt des
         Nierenmeridians)

MP 21   seitlicher Rumpf in halber Ober-
         armlänge auf der Achsellinie
         (21. Punkt des Milz-Bauchspei-
         cheldrüsen-Meridians)

Die Klopfpunkte an den Füßen

MP 1   Großzehe am Nagelfalz außen
         (1. Punkt des Milz-Bauch-
         speicheldrüsen-Meridians)

Ma 45   Zweiter Zeh kleinzehenseitiger
         Nagelfalz
         (45. Punkt des Magen-
         meridians)

Bl 67   Fünfter Zeh äußerer Nagelfalz
         (67. Punkt des Blasen-
         meridians)

Ni 1   Fußsohle am Vorfußballen in
         der Längslinie zur 2. Zehe
         (1. Punkt des Nierenmeridi-
         ans)

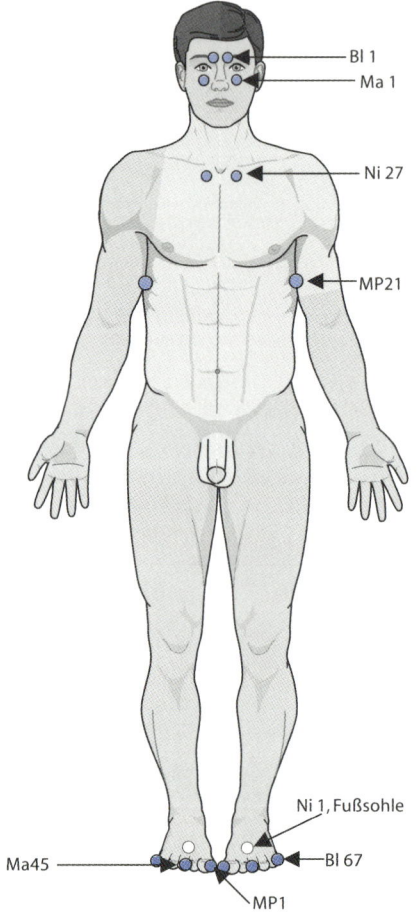

Abbildung 35: Die Allergieklopfpunkte

3.9 Amalgam – Gefahr in aller Munde

Da Amalgam der bei Menschen am häufigsten gefundene Giftstoff ist, möchten wir mit den nachfolgenden Informationen für dieses Thema sensibilisieren und die Wichtigkeit der Testung und Entgiftung verdeutlichen. Das Amalgam ist eine Quecksilberverbindung und wird als Zahnfüllungsmaterial eingesetzt. Das Schwermetall Quecksilber wird immer häufiger mit Schäden am Nervensystem und an anderen Organen in Verbindung gebracht. Eine Forschungsgruppe in New York widmete sich diesem Problemfeld. Bis dahin wurde nur der Frage Aufmerksamkeit geschenkt, inwieweit beim Füllen oder Herausbohren Amalgampartikel geschluckt werden. So läßt sich bis zu einer Woche nach einem Zahnarztbesuch eine erhöhte Quecksilberausscheidung im Urin beobachten. Durch neue Meßmethoden wurde nun festgestellt, daß bei Menschen ohne Amalgam im Mund die Quecksilberwerte in der ausgeatmeten Luft deutlich niedriger liegen als bei ihren „verplombten" Mitmenschen. Beim Kauen eines Kaugummis erhöhte sich der Quecksilbergehalt im Mund aufgrund des Abriebs von Oberflächenmaterial der Zahnfüllung um ein Vielfaches.

Amalgam war lange Zeit das am meisten verwendete Zahnfüllungsmaterial. Es besteht aus einer Legierung unedler Metalle. Seine Bestandteile sind im wesentlichen: Quecksilber, Zinn, Kupfer, Silber. Seit Ende des 19. Jahrhunderts ist bekannt, daß Quecksilber ein Nervengift ist. Es kommt in zwei Bindungsformen in der Natur vor. In der ersten (anorganischen) chemischen Verbindungsform ist es kaum natürlich verfügbar. Hier gelangen dann „nur" 15–20 Prozent der toxischen Wirkstoffe durch die Darmschleimhaut in das Blut (bei Schwangeren auch in den Organismus des ungeborenen Kindes). Man weiß aus großen Studien in Schweden, daß Kinder von Müttern mit Amalgamplomben deutlich höhere Quecksilberkonzentrationen im Körper aufwiesen als die Kinder der Mütter ohne Amalgamplomben aus der Vergleichsgruppe.

In der zweiten (organischen) chemischen Verbindungsform dringt Quecksilber zu 90–100 Prozent in den Körper ein und bindet sich an eine Methylgruppe. Die daraus entstehende neue Verbindung ist reines Gift für Gehirn und Nervenfasern.

Die in den Mund eingebrachte Amalgamfüllung ist die relativ ungiftige, anorganische Quecksilberform. Trotzdem kann bei folgenden Voraussetzungen ein für den Körper giftiger Umwandlungsprozeß entstehen:

• Bakterienfehlbesiedlungen in Mundhöhle und Darmtrakt (bei über 80 Prozent der Bevölkerung),

- Zahnkaries,
- Verschiebungen des Säure-Basen-Haushaltes,
- die Anwesenheit verschiedener Metalle im Mund mit der Folge, daß dadurch im Mund elektrische Ströme entstehen.

3.9.1 Symptome einer Quecksilbervergiftung

Die wichtigsten Symptome einer chronischen Quecksilbervergiftung sind:
- Schwächung des Abwehrsystems mit Infektanfälligkeit,
- depressive Stimmungslage,
- körperliche Sehstörungen,
- Hautausschläge,
- Neurodermitis,
- Hormonstörungen,
- Verspannung in allen Muskelbereichen, besonders aber im Nacken, am Rücken, in den Muskeln des Darmes und des Beckens,
- Kopfschmerzen,
- erhöhte Bereitschaft für Allergien,
- erhöhte Krebsanfälligkeit.

Auch bei diesen Symptomen handelt es sich um Allgemeinsymptome, die auch auf andere Krankheitsbilder deuten können. Mit Hilfe des Muskeltestens können Sie die Ursachen solcher Allgemeinbeschwerden eingrenzen.

Die gesetzlichen Krankenkassen bezahlen die Amalgamsanierung nur, wenn ein positiver Allergietest von einem Allergologen vorliegt. Eine Allergie gegen Quecksilber hat aber mit einer Vergiftung durch Quecksilber nichts zu tun. Wenn also keine vom Allergologen nachweisbare Allergie vorliegt (ein ganz seltener Fall), schließt dies eine Vergiftung keineswegs aus.

3.9.2 Testen der Amalgambelastung

Man berührt mit einer Fingerspitze eine der im Mund befindlichen Amalgamplomben und testet. Kommt es bei diesem Muskeltest zu einer schwachen Muskelreaktion, dann weist dies auf eine mögliche Streßbelastung des Körpers durch Amalgam hin. Um das genaue Ausmaß der Belastung zu diagnostizieren, wenden Sie sich an Ihren kinesiologisch arbeitenden Arzt, Zahnarzt oder Heilpraktiker.

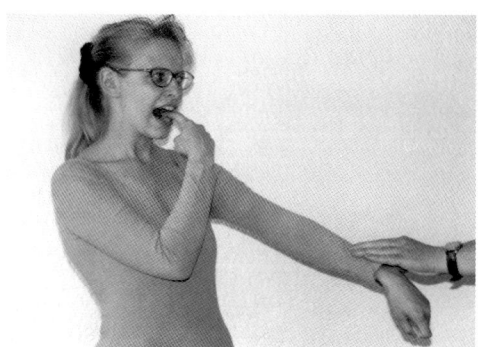

Abbildung 36: Amalgamtest

3.9.3 Entfernen der Amalgamfüllungen

Das Entfernen der Amalgamfüllungen sollte nur mit begleitender Entgiftungsbehandlung unter Anleitung eines erfahren Therapeuten stattfinden. Das Amalgam selbst sollte von einem Zahnarzt entfernt werden, der prinzipiell kein Amalgam mehr verwendet. Er muß das gesamte Gebiß von Amalgam befreien, sonst besteht die Gefahr, daß Sanierungsmaßnahmen nicht erfolgreich sind. Unter der Amalgamfüllung befindet sich nämlich eine Unterfüllung, die sehr häufig „undicht" ist. Dort ist dann eine „Reaktionszone" zwischen Amalgam und Zahnbein (Dentin) entstanden, die gerade die schädlichste Amalgammischung enthält. Nur ein Zahnarzt, der die amalgamkritische Haltung von Umweltmedizinern und Toxikologen teilt, wird alle Spuren von Amalgam, derer er habhaft werden kann, entfernen, indem er auch die Reaktionszone zwischen Amalgam und Zahnbein ausfräst. Bitten Sie Ihren Zahnarzt, sofern er es von sich aus nicht tut, um die Verwendung des Kofferdamms und das Ausbohren mit niedriger Drehzahl, um die Zusatzschädigung so gering wie möglich zu halten. Die Löcher sollten danach bis zur endgültigen Versorgung, nach erfolgter Giftausleitung, mit Zahnzement oder Kunststoff versorgt werden.

3.9.4 Amalgamentgiftung
Parallel zum Entfernen des Amalgams muß eine Entgiftungsbehandlung stattfinden. Das Entfernen des Amalgams stellt für den Körper eine Spitzenbelastung mit Quecksilber dar. Es kön-

nen kurzfristig Symptome der chronischen Quecksilbervergiftung auftreten. Beschrieben sind unter anderem:
* Wiederaufflackern alter Symptome,
* Kopfschmerzen,
* Schnupfen,
* Rückenschmerzen,
* Reizblase,
* Darmreaktionen (Bauchschmerzen, Durchfälle, Blähungen),
* Gemütsschwankungen,
* besondere Reizbarkeit bei gleichzeitiger Antriebsarmut,
* Hautausschlag,
* Mundtrockenheit.

Wenn wir hier einen Überblick über den Ablauf der Entgiftung geben, sollte dies nicht als Aufforderung zur Selbstbehandlung verstanden werden. Die Begleitung durch einen Therapeuten bleibt unverzichtbar.

Das Schema der Basisentgiftungstherapie:
– Öffnen der „Entgiftungsschleusen", zum Beispiel durch Derivatio H
– Natürliche Chelatbildner: Chlorella-Alge, Bio-Reurella , Knoblauch
– Antioxidanzien: Zink, Selen, Vitamin C
– Öl schlürfen
– Trinkmenge deutlich erhöhen

Die genannten Medikamente sollten kinesiologisch ausgetestet werden.

Die Entgiftungsmaßnahmen können nur erfolgreich sein, wenn neben

den spezifischen Ausleitungsmedika-
menten auch eine medikamentöse Anregung der „Entgiftungsschleusen" und
eine deutliche Anhebung der Trinkmenge (zum Beispiel 2,5 Liter Wasser
pro Tag) erfolgt.

Ölschlürfen bedeutet, daß ein Eßlöffel Sonnenblumenöl für circa 15 bis 20
Minuten im Mund hin und herbewegt
wird. Abschließend wird das Öl, daß
dann zahlreiche Schadstoffe gebunden
hat, in die Toilette gespuckt, und der
Mund wird gut mit lauwarmen Wasser
gespült.

Diese Basisbehandlung beginnt man
am Tag vor dem Ausbohren und setzt
sie bis zu 6 Wochen nach dem letzten
Tage des Ausbohrens fort. Wenn eine
erfolgreiche Basisentgiftung durchgeführt wurde und kinesiologisches
Testen keine Amalgambelastung mehr
anzeigt, können immer noch verein-
zelte intrazelluläre Depots bestehen.
Diese können von dem erfahrenen
Therapeuten mit Korianderkrauttink-
tur mobilisiert werden.

3.9.5 Nach der Amalgamentfernung und Entgiftung: Alternativen

Es gibt eigentlich keinen „Ersatz" für
gesunde Zähne, es gibt nur „kleinere
Übel". Die gesunde Zahnsubstanz ist
durch nichts zu ersetzen; entscheidend
ist und bleibt daher die Prophylaxe
durch gesunde, vollwertige Ernährung
sowie gute und richtige Zahnpflege.
Zum Amalgam alternative zahnheil-

kundliche Werkstoffe sind (in abstei-
gender Reihenfolge):
1. Gold-Klopf-Inlay,
2. Goldinlay oder Goldkrone,
3. Keramikkrone,
4. Kunststoffüllung.

Das zu verwendende Material sollte vor
der Verarbeitung kinesiologisch getestet werden. Lassen Sie sich von Ihrem Zahnarzt mehrere in Frage kom-
mende Proben mitgeben. Achten Sie
bitte darauf, das keine Legierungen mit
Palladium Verwendung finden, da
diese häufig toxisch wirken.

☞ Ein Ablaufschema zum Allergietesten finden Sie auf der hinteren Um-
schlagklappe.

> **Empfehlung: Beachten Sie bitte den Grundsatz, daß keine Amalgament- fernung ohne begleitende Auslei- tungs- und Entgiftungsmaßnah- men erfolgen sollte.**

3.10 Fasten – Frühjahrsputz für den Körper

Erwähnt man in einem Gespräch das
Wort „Fasten", so reagiert ein Großteil
der Menschen erschrocken bis ängstlich bei der Vorstellung, tagelang nichts
zu essen. Man verbindet das Fasten mit
der Vorstellung von Hunger und Ent-

behrung. Das ist nicht richtig. Daher bedarf es der Klarstellung, um dieses einmalige Vorbeugungs- und Heilverfahren als optimalen Weg zur Gesunderhaltung wieder bekannter zu machen.

3.10.1 Hinweise zur Durchführung

Fasten ist ein zeitlich begrenzter, freiwilliger Verzicht auf Aufnahme fester Nahrung. Wie lange soll oder kann man fasten? Wußten Sie, daß ein 70 kg schwerer Mensch circa 13 kg Fett und circa 2 kg Eiweiß an verfügbaren Reserven besitzt (was einer Summe von circa 110 000 Kilokalorien entspricht)? Bei einem Verbrauch von täglich 2.000 Kilokalorien wäre diese Energie für circa 55 Tage ausreichend. Wohlgemerkt, hierbei handelt es sich um Reserven und nicht um die körpereigenen Grundsubstanzen. Sie sehen also, die Angst zu verhungern ist völlig unbegründet. Eher essen wir zuviel und werden dadurch dick und krank. Für die Länge des Fastens gibt es keine allgemeingültige Regel. Als Empfehlung kann gelten, daß man sich zuerst durch eine kurze Fastenperiode von fünf bis acht Tagen an das Grundprinzip des Fastens gewöhnen sollte. Mit den dann gesammelten Erfahrungen kann später die Zeitdauer und Fastenhäufigkeit pro Jahr individuell verfeinert werden. Das kann sich wie bei Jesus, Moses, Gandhi und anderen bedeutsamen Persönlichkeiten bis zu einer vierzigtägigen Fastenperiode ausdehnen, die dem inneren Wachstum dient.

3.10.2 „Speisezettel" beim Fasten

Der Fastende verzichtet freiwillig auf feste Nahrung. Was kann er zu sich nehmen? Wie könnte der „Speiseplan" während der Fastenperiode aussehen?

Morgens:	Kräutertee oder milder Schwarztee ohne Zucker
Mittags:	Gemüsebrühe
Abends:	1 Glas verdünnter Saft oder Tee
Zwischendurch:	kann in unbegrenzter Menge Tee oder Quellwasser oder gereinigtes Leitungswasser getrunken werden.

Besondere Beachtung muß der täglichen Darmentleerung und der Körperpflege geschenkt werden, da etwa ab dem dritten Tag eine gesteigerte Entgiftung durch den Abbau der Körperenergie- und Schadstoffdepots einsetzt. Dies macht sich unter anderem durch eine belegte Zunge, Mundgeruch und vermehrte Schweißproduktion bemerkbar.

Das an die Fastenperiode sich anschließende Fastenbrechen mit der langsamen Umstellung auf feste Kost bedarf besonderen Wissens, besonderer Konsequenz und Ausdauer. So muß man in der Regel ein Drittel der Fastenzeit als Aufbautage hinzurechnen. Der Nahrungsaufbau muß langsam beginnen, Fleisch und Fisch sollten frühestens nach vierzehn Tagen wieder auf dem Speiseplan erscheinen. Nach dem Fasten haben Sie die günstige Gelegenheit, leichter auf eine vollwertige Ernährungsweise umzustellen, statt gleich wieder auf alte, ungesunde Gewohnheiten zurückzugreifen.

3.10.3 Was bringt das Fasten?
Folgenden Gewinn können Sie aus dieser Reinigungskur ziehen:
– Fasten führt zur Entlastung von Gelenken und Wirbelsäule.
– Die Normalisierung des Blutdrucks wird eingeleitet.
– Die meisten Blutwerte (Cholesterin, Blutzucker, Leberwerte) werden wieder normalisiert.

– Sie erhalten ein jüngeres Aussehen durch die innere „kosmetische" Wirkung.
– Die Abwehr wird gestärkt durch die beginnende Sanierung der Darmflora.
– Mit der Ausscheidung von jahrzehntelang angesammelten Schlacken, giftigen Substanzen, überschüssigen Fetten und Geweben werden wieder normale Verhältnisse erreicht.
– Fasten stellt die einfachste und sicherste Methode der Gewichtsabnahme dar (täglich circa 450 g).

Als besondere Wirkung ist das erhebende Gefühl zu erwähnen, daß Sie auch ohne zu essen gesund und leistungsfähig sein können und Ihnen der Verzicht auf Genußmittel (Kaffee, Süßigkeiten, Nikotin und Alkohol) so

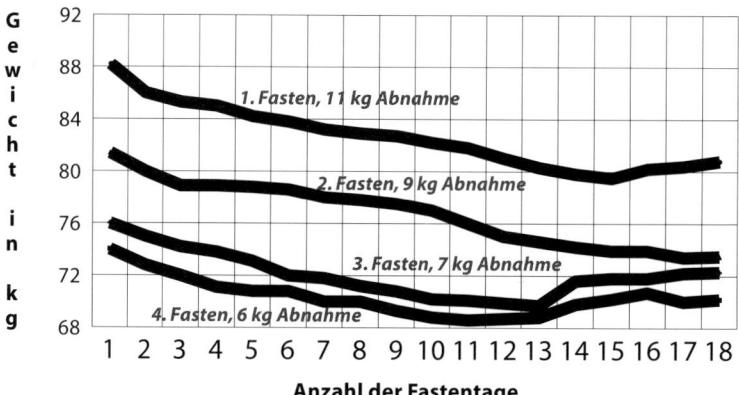

Abbildung 37: Gewichtsabnahme durch Fasten

leicht fällt wie nie zuvor. So manchem Fastenden werden während dieser „Bedenkzeit" Fehler in der bisherigen Lebens- und Ernährungsweise bewußt, so daß er sie hinterher mit Erfolg abstellen kann. Man kann auch eine neue Einstellung zu den Schönheiten des Lebens gewinnen und seine Empfindungen wieder besser wahrnehmen.

Teilnehmer aus Fastenseminaren berichten häufig, wie sehr sie überrascht waren, daß es so leicht durchzuhalten war, nichts zu essen. Womit sich wieder einmal bestätigt, daß es viel leichter ist, nichts zu essen, als eine kalorienreduzierte Diät durchzuhalten. Im ersten Fall hat der Körper sozusagen auf „Notstrom" umgeschaltet und lebt von den abgelagerten Energiereserven, wohingegen er im zweiten Falle auf Nahrungszufuhr von außen eingestellt bleibt – hier tritt bei ungenügender Nahrungszufuhr ein Hungergefühl ein, welches im ersten Fall bei ausreichender Flüssigkeitszufuhr völlig ausbleibt. Ein weiteres Phänomen ist, daß die Mehrzahl aller Fastenden angibt, sich nie sonst so wohlgefühlt zu haben wie während der Fastenzeit.

Empfehlung: Das Fasten stellt eine tiefgreifende und einfache Methode zur Ganzkörperreinigung dar!

3.11 Darmpflege – Stärkung des Immunsystems

Alle Schleimhäute des menschlichen Körpers müssen mit Bakterien besiedelt sein. Unter gesunden Bedingungen sind uns diese wohlgesonnen und erzeugen eine Fülle von lebenswichtigen Stoffwechselprodukten, zum Beispiel Vitamine, biogene Amine. Sie dienen uns als Schutzwall vor Fremdstoffen und sind damit ein wichtiger Teil des körpereigenen Immunsystems. Diese „Lebensgemeinschaft" von Bakterien und Mensch wird auch Symbiose genannt.

Eine besonders weit ausgedehnte Schleimhaut ist die des Darms. Deren Oberfläche beträgt circa 300 m^2, und auf ihr leben mehr Mikroorganismen, als der menschliche Körper Zellen hat.

3.11.1 Ohne Darmflora kein Leben

Ohne Darmflora kann menschliches Leben ebensowenig wie tierisches Leben existieren. Das zeigte ein Experiment amerikanischer Wissenschaftlicher. Jungtiere wurden unter sterilen Bedingungen (keimfreie Nahrung) aufgezogen. Im Vergleich zu normal aufgezogenen Tieren ergaben sich im Verlauf des Versuches ganz beträchtliche Unterschiede:

– Der Darm war recht kümmerlich ausgebildet.

– Die Darmmuskulatur zeigte sich sehr träge und schwach.
– Der Ausscheidungsrhythmus war sehr unregelmäßig.
– Alle Tiere litten an schweren Blutbildungsstörungen, es zeigten sich Blutarmut, Blutungen, Abwehrschwäche sowie Sauerstofftransportschäden.
– Die Tiere zeigten ein kränkelndes Verhalten.
– Im Kontakt mit normalen Tieren erwiesen sich die „sterilen" weit unterlegen und gingen schon nach kurzer Zeit an immer wiederkehrenden Infektionen zugrunde.

Aus diesem Experiment schlossen die Forscher, daß die Darmflora eine Schlüsselstellung in der Abwehr und im Stoffwechsel innehat und daß ohne sie kein Organismus lange überleben kann. Es wurde vor allem deutlich, wie notwendig die richtigen Darmbakterien für die Blutbildung sind und daß sie die wichtigste Nachschubbasis für Vitamine und energiereiche Stoffe darstellen.

Störungen der Darmflora werden durch vielerlei Einwirkungen von außen, wie falsche Ernährung, Medikamente (zum Beispiel Antibiotika wie Penicillin, Kortison), aber auch durch Krankheiten im Magen-Darm-Bereich hervorgerufen. Die Schädigung der Bakterienkulturen des Darms hat weitreichende Folgen. Heute weiß man, daß viele Krankheiten und Leiden, bei denen man früher keinen Zusammenhang erkannte, durch eben diese Schädigung der Darmflora verursacht oder beeinflußt werden.

3.11.2 Störungen der Darmflora – Beispiel für einen Therapie-Stufenplan.
Bei folgenden Krankheiten hat sich ein Zusammenhang mit Störungen der Darmflora bestätigt und eine erfolgreiche Therapie durch Gabe von symbiosesteigernden Bakterienstämmen zur Darmsanierung herbeiführen lassen:

• Schwere Magen- und Darmstörungen, Gastritis, entzündliche Erkrankungen des Dickdarms, Erkrankungen der Gallenwege.
• Chronische Nierenerkrankungen, Migräne, Akne.
• Bronchialasthma, Heuschnupfen, allergische Hautkrankheiten wie Neurodermitis.

Die Behandlung einer entarteten Flora wird Darmsanierung oder auch Symbioselenkung genannt. Mit dieser Therapie sollen im Darm wieder gesunde Lebensverhältnisse geschaffen werden. Bei der Darmsanierung ist oft eine Behandlung in mehreren Stufen notwendig.

1. Stufe: Zunächst gilt es, den krankmachenden Teil der Darmflora abzubauen. Dies geschieht durch Einnahme sauerstoffbildender Medikamente, da dieser „entartete" Teil der Flora sehr sauerstoffempfindlich ist.

2. Stufe: Durch die Gabe von Präparaten, die Stoffwechselprodukte der positiven Bakterien (zum Beispiel Pro Symbioflor, Colibiogen usw.) enthalten, wird der Darm langsam wieder an eine normale Besiedlung gewöhnt.

3. Stufe: Jetzt werden dem Körper wichtige Bakterienstämme (Symbioflor1, Acidobif usw.), die von den krankmachenden Bakterien verdrängt oder vernichtet wurden, zugeführt, so daß wieder eine ausgewogene Zusammensetzung der Darmflora und die Normalisierung der Verdauungsvorgänge erreicht werden kann.

Dieses therapeutische Vorgehen läßt sich mit einer systematischen Waldpflege vergleichen: Abholzen des erkrankten Baumbestandes – Aufbereiten und Düngen des Bodens – Aufforsten mit jungen, gesunden Pflanzen. Aus ganzheitsmedizinischer Sicht sollten Sie, falls einmal eine Antibiotikaeinnahme notwendig geworden ist, danach unbedingt mit einer Darmsanierung beginnen.

> **Empfehlung: Eine gesunde Darmflora stellt einen wichtigen Teil Ihrer körpereigenen Abwehr dar und sollte nicht leichtsinnig durch unnötige Medikamentengaben zerstört werden!**

3.12 Trockenbürsten – die morgendliche Kreislaufaktivierung

Schon immer verwendeten clevere Zeitgenossen kreislaufaktivierende Techniken, um am Morgen schneller fit zu werden. Damit konnte die körperliche Leistungsbereitschaft auf ein hohes Ausgangsniveau gesetzt werden. Sie waren dann leistungsfähiger als die sich müde fühlenden „Morgenmuffel". Mit der schon lange bewährten Methode des Trockenbürstens kann dieser Steigerungseffekt schnell und einfach erzielt werden. Man benötigt nur eine Bürste mit nicht zu harten Naturborsten und circa 7 Minuten Zeit.

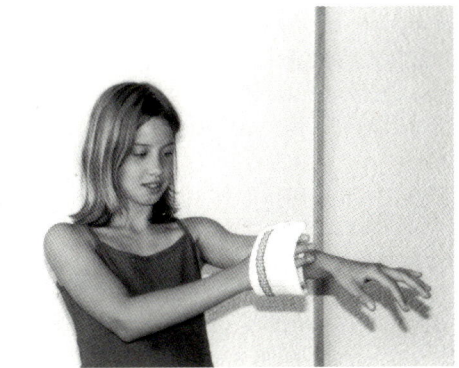

Abbildung 38.a: Trockenbürsten

Sie bürsten langsam mit gleichbleibendem Druck zuerst das rechte Bein von den Zehen in Richtung Rumpf. Dann folgen das linke Bein, der rechte Arm, der linke Arm, und nun wird über Brustkorb, Bauch und Rücken die Bürstenmassage fortgesetzt. Die positiven Einzelwirkungen sind:

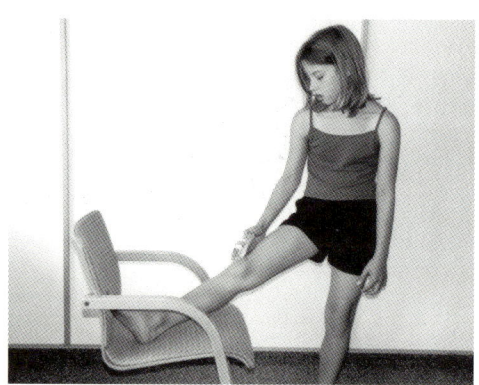

Abbildung 38.b: Trockenbürsten

Wirkung auf die Blutgefäße
Die kleinen und kleinsten Gefäße der Haut werden durch den mechanischen Reiz erweitert. Gleichzeitig kommt es zu einer Beschleunigung des Blutstroms. Dadurch wird reflexartig auch eine bessere Durchblutung in den tieferen Gewebeschichten bewirkt. Dies wiederum führt zu einer Steigerung des örtlichen Stoffwechsels und somit zu einer rascheren Ausscheidung krankheitsbedingter Ablagerungen. Das Bürsten in Richtung Rumpf fördert auch mechanisch den Abfluß des venösen Blutes und der Lymphflüssigkeit.

Wirkung auf Muskeln und Gewebe
Durch den mechanischen Reiz der Bürstenmassage werden auf reflektorischem Weg schwache Muskeln aktiviert sowie verspannte Bereiche gelockert.

Wirkung auf Hormonhaushalt und Nervensystem
Über das vegetative Nervensystem werden die Massagereize auch auf innere Organe weitergeleitet, was deren Funktionen positiv beeinflußt. Durch die mechanische Wirkung des Bürstens auf die Haut werden hormonelle Stoffe, sogenannte Gewebshormone, freigesetzt. Dadurch kommt es zu einer vegetativen Umstimmung mit Harmonisierung des Blutdruckes und günstiger Beeinflussung des Blutbildes.

Durch die Gesamtwirkung wird die Widerstandskraft auch gegen Erkältungskrankheiten gesteigert, und dies erklärt die abhärtende und vitalitätssteigernde Wirkung.

Empfehlung: Durch regelmäßige Anwendung des Trockenbürstens wird die Sauerstoffversorgung des Körpers deutlich gesteigert!

3.13 Heilkräuter – die pflanzliche Hausapotheke

Die Geschichte der Heilkräuteranwendung reicht bis an die Anfänge der Menschheitsgeschichte zurück. Immer wieder setzten Kräuterkundige die nachfolgend beschriebenen Heilkräuter zur Linderung und Behandlung der unterschiedlichsten Beschwerden mit Erfolg ein. Daher soll ein Teil dieses alten Heilwissens, durch neuere Erkenntnisse bereichert, hier erwähnt werden und Sie ermutigen, diese Heilkräuter zur Vorbeugung und Behandlung in Ihre Hausapotheke aufzunehmen. Die nun folgenden einzelnen Teekräuter sollten in Ihrem Haushalt vorhanden sein. Sie können sie entweder selbst in der Natur sammeln (Kräuterwanderung mit der Familie) oder in der Apotheke erwerben.

☞ Zum besseren Erkennen der Heilkräuter in der Natur können Sie die Abbildungen auf der vorderen Umschlaginnenseite zu Hilfe nehmen.

Arnika
Bestandteile: Verwendet werden die vollständigen Blütenstände.
Sammelzeit: Juni bis August.
Anwendung: Äußerlich bei Prellungen, Quetschungen, Blutergüssen, Muskel- und Gelenkschmerzen und Entzündungen durch Insektenstiche.
Dosierung: 1 Teelöffel Arnikablüten werden mit 1/4 Liter kochendem Wasser überbrüht, 10 Minuten ziehen lassen und abgekühlt für Umschläge verwendet.

Augentrost
Bestandteile: Verwendet wird die ganze Pflanze.
Sammelzeit: Juni bis September.
Anwendung: Äußerlich: zu kühlen Umschlägen oder Augenbädern bei Entzündungen der Augenlider, der Bindehaut, und bei Gerstenkorn.
Innerlich: bei Magen- und Darmkatarrh.
Dosierung: 1 Eßlöffel Augentrostkraut wird mit 1/4 Liter kochendem Wasser überbrüht, 10 Minuten ziehen lassen.

Baldrian

Bestandteile:	Verwendet werden die Wurzeln.
Sammelzeit:	Oktober.
Anwendung:	Nervöse Erregungszustände, Einschlafstörungen, nervös bedingte, krampfartige Schmerzen im Magen-Darm-Bereich.
Dosierung:	2 Teelöffel Baldrianwurzeln werden mit 1/4 Liter kochendem Wasser überbrüht, 15 Minuten ziehen lassen.

Brennessel

Bestandteile:	Verwendet wird das ganze Kraut.
Sammelzeit:	Juni bis August.
Anwendung:	zur Entgiftung und Entschlackung über die Nieren, unterstützend bei Erkrankung der Harnwege.
Dosierung:	3 bis 4 Teelöffel Brennesselkraut werden mit 1/4 Liter Wasser kalt angesetzt, zum Sieden gebracht, 1 Minute kochen und 10 Minuten ziehen lassen.

Fenchel

Bestandteile:	Verwendet werden die Früchte.
Sammelzeit:	September bis Oktober.
Anwendung:	Besonders für Säuglinge und Kleinkinder bei Blähungen, leichten Verdauungsbeschwerden und Verschleimung der oberen Atemwege.
Dosierung:	2 Teelöffel gequetschte Fenchelfrüchte werden mit 1/4 Liter kochendem Wasser überbrüht und 10 Minuten ziehen lassen.

Huflattich

Bestandteile:	Verwendet werden die Blätter.
Sammelzeit:	Mai bis Juli.
Anwendung:	Zur Reizlinderung, bei Schleimhautentzündungen im Mund- und Rachenraum, zur Milderung eines trockenen Hustenreizes bei Bronchialkatarrh.
Dosierung:	2 Teelöffel Huflattichblätter mit 1/4 Liter kochendem Wasser überbrühen und 10 Minuten ziehen lassen.

Johanniskraut

Bestandteile:	Verwendet wird das ganze Kraut.
Sammelzeit:	Juli bis September.
Anwendung:	Bei nervöser Unruhe, Schlafstörungen, leichten Depressionen und Bettnässen der Kinder.
Dosierung:	2 Teelöffel Johanniskraut mit 1/4 Liter kochendem Wasser überbrühen und 10 Minuten ziehen lassen.

Kamille

Bestandteile:	Verwendet werden die Blüten.
Sammelzeit:	Mai bis August.
Anwendung:	Bei Magen-Darm-Beschwerden (Blähungen, Krämpfe, Entzündungen), bei entzündlichen Reizungen der Mund- und Rachenschleimhaut sowie der oberen Atemwege.
Dosierung:	2 Teelöffel Kamillenblüten mit 1/4 Liter kochendem Wasser überbrühen und 10 Minuten ziehen lassen.

Linde

Bestandteile:	Verwendet werden die Blüten.
Sammelzeit:	Juni bis Juli.
Anwendung:	Milderung des Hustenreizes bei Katarrhen der Atemwege und zum Schwitzen bei Erkältungskrankheiten.
Dosierung:	1 Eßlöffel Lindenblüten mit 1/4 Liter kochendem Wasser überbrühen und 10 Minuten ziehen lassen.

Löwenzahn

Bestandteile:	Verwendet werden die Wurzeln und die Blüten.
Sammelzeit:	April bis Mai.
Anwendung:	Störungen im Bereich des Gallenabflusses, Befindlichkeitsstörungen im Bereich von Magen und Darm wie Völlegefühl, Blähungen und Verdauungsbeschwerden.
Dosierung:	2 Teelöffel Löwenzahn mit 1/4 Liter kochendem Wasser überbrühen und 15 Minuten ziehen lassen.

Pfefferminze

Bestandteile:	Verwendet werden die Blätter.
Sammelzeit:	Ende Juni bis Anfang Juli.
Anwendung:	Magen-, Darm- und Gallebeschwerden wie Übelkeit, Erbrechen, Schluckauf, Völlegefühl, Durchfall, Blähungen und Krämpfe im Verdauungstrakt.
Dosierung:	1 Eßlöffel Pfefferminzblätter mit 1/4 Liter kochendem Wasser überbrühen und 5 Minuten ziehen lassen.

Salbei

Bestandteile:	Verwendet werden die Blätter.
Sammelzeit:	Juli bis August.
Anwendung:	Entzündungshemmend bei Hals- und Mandelerkrankungen, Anregung der Magensäfte, Hemmung übersteigerter Schweißproduktion.
Dosierung:	2 Teelöffel Salbeiblätter werden mit 1/4 Liter kochendem Wasser überbrüht; zum Trinken 2 Minuten ziehen lassen, zum Gurgeln 10 Minuten ziehen lassen. Der Tee eignet sich auch zum Gurgeln.

Schafgarbe

Bestandteile:	Verwendet werden die Blätter.
Sammelzeit:	Juni bis September.
Anwendung:	Leichte, krampfartige Magen-, Darm- und Gallenstörungen, Magenkatarrh, Appetitlosigkeit und schmerzhafte Regelblutung.
Dosierung:	1 Eßlöffel Schafgarbenkraut mit 1/4 Liter kochendem Wasser überbrühen und 10 Minuten ziehen lassen.

Weißdorn

Bestandteile:	Verwendet werden Blätter, Blüten und Früchte.
Sammelzeit:	Blütenblätter: Mai bis Juni,
Früchte: September bis Oktober.	
Anwendung:	Nachlassende Leistungsfähigkeit des Herzens, Druck- und Beklemmungsgefühl in der Herzgegend, Herzrhythmusstörungen.
Dosierung:	1 Teelöffel Weißdornblätter und -blüten mit 1/4 Liter kochendem Wasser überbrühen und 10 Minuten ziehen lassen.

Bei den Anwendungshinweisen wurden nur Beschwerden genannt, auf die die Kräuter nach dem heutigen Erkenntnisstand mit Sicherheit eine heilende Wirkung haben. Sollen die Heilkräutertees in Form einer Kur angewendet werden, so sollte man über 4 Wochen circa 3 Tassen täglich trinken. Die Tees sollten ungesüßt, langsam und schluckweise getrunken werden. Natürlich können die einzelnen Kräuter auch gemischt werden, wobei die Dosierung der Mischung circa 1 bis 2 Teelöffel pro 1/4 Liter Wasser beträgt.

Empfehlung: Sammeln Sie Erfahrungen in der Verwendung dieser Heilkräuter, dann werden Sie bald wissen, was Ihre Gesundheit erhält oder welche Kräuter für die Wiedergesundung benötigt werden!

3.14 Schüßler-Salze – Selbsthilfe bei Mineralstoffmangel

Im Jahre 1874 stellte der deutsche Arzt Wilhelm Heinrich Schüßler seine biochemische Heilweise vor. Diese Therapie verwendet Mineralsalze, die im menschlichen Körper vorkommen, in homöopathischer Form. Dr. Schüßler war ursprünglich homöopathischer Arzt und kam durch eigene Forschungen auf diese Therapie. Bei der Untersuchung der Asche von Toten konnte er unterschied-

liche Mineralsalzanteile, je nach Vorerkrankung, feststellen. Seine Forschungsergebnisse zeigen, daß jede Erkrankung mit Mineralstoffstörungen einhergeht.

Nach Schüßlers Beschreibung geht es um folgende 12 Mineralsalze:
1. Calcium fluoratum,
2. Calcium phosphoricum,
3. Ferrum phosphoricum,
4. Kalium chloratum,
5. Kalium phosphoricum,
6. Kalium sulfuricum,
7. Magnesium phosphoricum,
8. Natrium chloratum,
9. Natrium phosphoricum,
10. Natrium sulfuricum,
11. Silicea
12. Calcium sulfuricum.

Die Mittel sind üblicherweise so von 1 bis 12 durchnumeriert. Die Salze werden vom Hersteller homöopathisch aufbereitet als Tabletten in D6 und D12, auf Milchzuckerbasis, angeboten. (Die biochemischen Mittel sind sehr preiswert und können in jeder Apotheke ohne Rezept gekauft werden. Verlangen Sie aber immer biochemische Mittel, denn die Salze finden auch in der Homöopathie Verwendung, dort sind die Tabletten jedoch fast doppelt so teuer.)

Die meisten der genannten Mittel werden in der Potenz D6 angewendet, lediglich Calcium fluor., Ferrum phos. und Silicea werden in D12 eingesetzt. In akuten Fällen lassen Sie jede Viertelstunde, in chronischen Fällen zwei- bis dreimal täglich eine Tablette im Mund zergehen.

3.14.1 Charakterisierung der 12 Salze

1. Calcium fluoratum D12
Wirkung: Wirkt auf Zähne und Knochen, elastische Fasern, Haare und Finger-
              nägel sowie auf das Bindegewebe.
Anwendung: Bei Bindegewebsschwäche, Organsenkungen, Krampfadern,
              Hämorrhoiden, Lumbago, Wirbelsäulenbeschwerden, schmerzhaften
              Beinen, Zahnbeschwerden.
Beispiel: Bei brüchigen Fingernägeln, zusätzlich Silicea geben.

2. Calcium phosphoricum D6
Wirkung: Aufbaumittel, Kräftigungs- und Blutreinigungsmittel, Nervenmittel.
Anwendung: Bei Blutungen, schmerzhafter Menstruation (Frauenmittel), bei
              eiweißartigen Absonderungen und schlecht heilenden Knochen-
              brüchen, schmerzhaften Beinen, Lumbago, Wirbelsäulenbeschwer-
              den, Rheuma, Blähungen, Koliken, Magenverstimmung,
              Rekonvaleszenz, Zahnbeschwerden.
Beispiel: Bei Schlaflosigkeit nach Überanstrengung.

3. Ferrum phosphoricum D12
Wirkung: Fiebermittel, Entzündungsmittel, Schmerzmittel bei allem, was rot
              und heiß ist; wirkt auf die Muskulatur.
Anwendung: Bei Blutarmut, Durchblutungsstörungen, Konzentrationsmangel,
              Muskelkater, Ischias, Bindegewebsentzündungen, Erkältungen,
              Katarrh, Husten, Stirnhöhlenentzündung, Rekonvaleszenz,
              Zahnbeschwerden.
Beispiel: Bei Fieber bis 39 Grad alle 10 Minuten eine Tablette.

4. Kalium chloratum D6
Wirkung: Wirkt auf die Schleimhäute und Drüsen, bei weißen oder weiß-
              grauen, zähen Absonderungen.
Anwendung: Bei chronischen, immer wiederkehrenden Entzündungen, Mandel-
              entzündung, Katarrh, Bronchitis, Husten, Erkältungen, Stirnhöhlen-
              entzündung, Hautausschlag, Sehnenscheidenentzündung, Rheuma,
              Gallenbeschwerden, Magenverstimmung, schmerzhafter Menstruation.
Beispiel: Bei korpulenten Erwachsenen mit Erkältungsneigung.

5. Kalium phosphoricum D6

Wirkung: Nervenmittel.

Anwendung: Bei Lähmungen, Ischias, fauligen und brandigen Absonderungen, Infektionen, Fieber über 39 Grad, allgemeinen Erschöpfungszuständen, Übererregbarkeit, Gedächtnisschwäche, nervösen Kopfschmerzen, Migräne, schmerzhaften Beinen, Lumbago, Wirbelsäulenbeschwerden, schmerzhafter Menstruation, Rekonvaleszenz.

Beispiel: Bei allen nervösen Störungen, wie nervöse Schlafstörungen.

6. Kalium sulfuricum D6

Wirkung: Ausscheidungs- und Entgiftungsmittel, bei Entzündungen mit gelben oder gelbschleimigen Absonderungen, Bindegewebsentzündungen.

Anwendung: Bei allen Lebererkrankungen, Gallenbeschwerden, chronischen Schleimhautkatarrhen, Stirnhöhlenentzündung, Hautausschlag, brüchigen Nägeln, Muskelschmerzen.

Beispiel: Nasen- und Nebenhöhlenentzündungen.

7. Magnesium phosphoricum D6

Wirkung: Nervenmittel, wirkt auf das Gehirn und das Rückenmark. Wirkt cholesterinsenkend, antiallergisch, antithrombotisch.

Anwendung: Bei allen Krämpfen und Koliken, Magenverstimmung, bei Einschlafstörungen, Migräne, schmerzhaften Beinen, Ischias, Muskelschmerzen, Bindegewebsentzündungen, schmerzhafter Menstruation, Blähungen, Sodbrennen, Verdauungsstörungen, nervösen Kopfschmerzen, Heuschnupfen, Zahnbeschwerden.

Beispiel: Bei den oben genannten Beschwerden nimmt man Magn. phos. als sogenannte „heiße Sieben" ein. Hierbei löst man 10 Tabletten in heißem Wasser auf und trinkt dies schluckweise.

8. Natrium muriaticum (chloratum) D6

Wirkung: Zur Aufrechterhaltung des Säure-Basen-Gleichgewichts, reguliert den Wasserhaushalt, regt Blutbildung an.

Anwendung: Bei Blutarmut und Bleichsucht mit dunklen Ringen unter den Augen, Wasseransammlungen im Körper, salzigen Absonderungen, rheumatischen Beschwerden, Lumbago, Wirbelsäulenbeschwerden, Migräne, chronischer Verstopfung, brüchigen Nägeln, Erkältungen, Katarrh,

	Husten, Stirnhöhlenentzündung, Heuschnupfen, nervösen Kopf-schmerzen.
Beispiel:	Bei Ödemen mit Natr. sulf. zusammen einnehmen.

9. Natrium phosphoricum D6

Wirkung:	Setzt allgemeine Entzündungsbereitschaft herab, Anregung der Stoffwechselausscheidung.
Anwendung:	Bei Übersäuerungskrankheiten, Sodbrennen, bei honiggelben, rahmartigen Absonderungen, Störungen des Fettstoffwechsels in Verbindung mit Magn. phos. (Cholesterin), Rheuma und Ischias, Blähungen, Koliken, Magenverstimmung, Verdauungsstörungen.
Beispiel:	Bei Magenbeschwerden mit saurem Aufstoßen oder Sodbrennen.

10. Natrium sulfuricum D6

Wirkung:	Ausscheidungsmittel, regt Leber, Galle, Nieren und Darm zur Ausscheidung an.
Anwendung:	Bei Beschwerden mit grünlich-gelben Absonderungen, Blähungen, Koliken, hellfarbigen Durchfällen, Fettsucht, Störungen des Leber-Galle-Systems, Magenverstimmung, Sodbrennen, Verdauungsstörungen, Rheuma.
Beispiel:	Bei bitterem Mundgeschmack mit bräunlichem Zungenbelag.

11. Silicea D12

Wirkung:	Wirkt auf das Bindegewebe, auf Nägel und Haare, Haut.
Anwendung:	Bei chronischen Eiterungen mit übelriechenden Ausscheidungen, Harnsäure und übermäßigem Schweiß, Sodbrennen, schlechter Heilungstendenz der Haut, zur allgemeinen Regeneration, bei Gallenbeschwerden, Verdauungsstörungen, Heuschnupfen, brüchigen Nägeln, Zahnbeschwerden, nervösen Kopfschmerzen, Migräne.
Beispiel:	Bei brüchigen, spröden Haaren mit Calc. fluor. zusammen einnehmen.

12. Calcium sulfuricum D6

Wirkung:	Wie Silicea bei chronischen Eiterungen; scheidet Eiterungen aus.
Anwendung:	Bei Eiterungsfisteln, Schleimhautkatarrhen, bei Rheuma durch Entzündungsherde, Gallenbeschwerden, Hautausschlag.
Beispiel:	Bei allen Eiterherden im Hals-, Nasen-, Ohrenbereich in Verbindung mit Kal. sulf.

Dr. Schüßler arbeitete in seiner Praxis erfolgreich nur mit diesen Mineralsalztabletten. Eine seiner Aussagen lautete: „Mit der biochemischen Heilweise, in Verbindung mit einer vollwertigen Ernährung, lassen sich alle Krankheiten heilen, die heilbar sind." Da es sich bei der schüßlerschen Biochemie nur um 12 Heilmittel handelt, eignet sich diese Therapie hervorragend zur Selbstmedikation. Diese 12 Mineralsalztabletten sind leicht überschaubar, sicher in der Wirkungsweise, kostengünstig und ohne Nebenwirkungen. Daher sollten diese Mittel in keiner Hausapotheke fehlen. Zudem sind Sie selbst durch Ihre Kenntnisse über das Muskeltesten jederzeit in der Lage, das geeignete Mineralsalz zu finden.

3.14.2 Erfolgsrezepte aus England

Seit langem gilt die Biochemie von Schüßler in England neben den Blütenessenzen von Edward Bach (siehe Kapitel 3.13) als sehr populär. Die weite Verbreitung dieser Funktionsmittel in Großbritannien ist allein schon daraus ersichtlich, daß die Salze in vielen Drugstores und Naturkostläden angeboten werden. Von dort stammt auch eine Schrift mit dem Titel *The Biochemic System of Medicine*, in der Kombinationen von Einzelmitteln angegeben werden, die sich bei verschiedenen Erkrankungen bewährt haben. Nachfolgend werden solche einfachen Kombinationen vorgestellt. Diese bewährte Indikationsliste hilft Ihnen, die Anzahl der zu testenden Mittel zu verringern, oder auch ohne Testpartner eine erfolgreiche Selbstmedikation durchzuführen. Der Einfachheit halber sind die Nummern der Funktionsmittel hinter dem Krankheitsbegriff angegeben (Indikationen in alphabetischer Reihenfolge):

Beine, schmerzhaft	1, 2, 5, 7
Bindegewebsentzündungen	3, 6, 7
Blähungen	2, 7, 9, 10
Erkältungen	3, 4, 8
Füße, schmerzhaft	1, 2, 5, 7
Gallenbeschwerden	4, 6, 12, 11
Hautkrankheiten	4, 6, 12, 11
Heuschnupfen	7, 8, 11
Husten	3, 4, 8
Ischias/Ischiasschmerzen	3, 5, 7
Katarrh	3, 4, 6, 8
Koliken	2, 7, 9, 10
Kopfschmerzen, nervöse	5, 7, 8, 11
Lumbago	1, 2, 5, 8
Magenverstimmung	2, 7, 9, 10
(oder:	4, 9, 10)
Menstruation, schmerzhafte	2, 4, 5, 7
Migräne	5, 7, 8, 11
Muskelschmerzen	3, 6, 7
Nägel, brüchige	6, 8, 11
Probleme bei Bewegungsmangel	1, 3, 8
Rekonvaleszenz	2, 5, 3
Rheumatische Schmerzen	9, 10, 4, 2
Sodbrennen/Säureüberschuß	7, 9, 10, 11
Stirnhöhlenentzündung	3, 4, 6, 8

Verdauungsstörungen	7, 9, 10, 11
Wirbelsäulen-	
beschwerden	1, 2, 5, 8
Zahnbeschwerden	1, 2, 3, 7, 11

Wir empfehlen bei akuten Beschwerden die Einnahme bis zur Besserung; bei chronischen Beschwerden hat sich eine Kur von 40 Tagen bewährt. Die als üblich angegebene Dosierung entspricht bei Erwachsenen vier Tabletten je Salz auf den Tag verteilt, bei Kindern wird die Hälfte dieser Dosis empfohlen; bei Kleinkindern jeweils nur eine Tablette pro Tag.

Empfehlung: Durch die geringe Zahl von Mitteln bietet sich das schüßlersche System hervorragend zur Selbstmedikation an. Sammeln auch Sie positive Erfahrungen in der Verwendung dieses Heilschatzes.

4. Seelische Gesundheit

Gesundheit ist ein wichtiges Gut der Menschheit. Dieses Gut zu bewahren, stellt eine vordringliche und bedeutsame Aufgabe für jeden einzelnen dar. Erst wenn die Gesundheit verlorengegangen ist, wird uns der hohe Stellenwert plötzlich bewußt.

Zur Erhaltung der Gesundheit ist eine ausgeglichene Lebensweise notwendig. Dem seelischen Bereich kommt dabei genausoviel Bedeutung wie dem körperlichen und geistigen Bereich zu. Wurde es vor Jahrzehnten von medizinisch Gebildeten noch belächelt, wenn man ein seelisches Ungleichgewicht als Ursache für körperliche Krankheiten anführte, so akzeptieren heute immer mehr Mediziner, daß psychische Konflikte zur Störung der gesundheitlichen Balance führen können.

In diesem Kapitel beschäftigen wir uns mit Gefährdungen des seelischen Gleichgewichts und mit Möglichkeiten der Selbsthilfe. Dabei können innere Einflußelemente (wie zum Beispiel Gefühle, Glauben, Denken etc.) zur Gesundheit ebenso beitragen wie die äußere Wahrnehmung der Umwelt und die Kommunikation mit anderen Menschen. Auch hier haben wir wieder nur bestimmte psychologische Themen ausgewählt, die unserer Meinung nach einen bedeutsamen Stellenwert als Einflußfaktor für die seelische Gesunderhaltung haben. Dieser „Gesundheits-Cocktail" ist unser persönliches Angebot an Sie.

4.1 Streß

Will jemand ausdrücken, daß er enorme Belastungen zu ertragen hat, so sagt er: „Ich stehe unter Streß!" Dieses Wort, das der Arzt Hans Selye 1949 in Fachkreisen zum ersten Mal vorstellte, ist heute ein richtiges Modewort geworden. Was ist mit diesem Wort wirklich gemeint bzw. was drückt es tatsächlich aus?

Faktoren, die unsere seelische Gesundheit beeinflussen

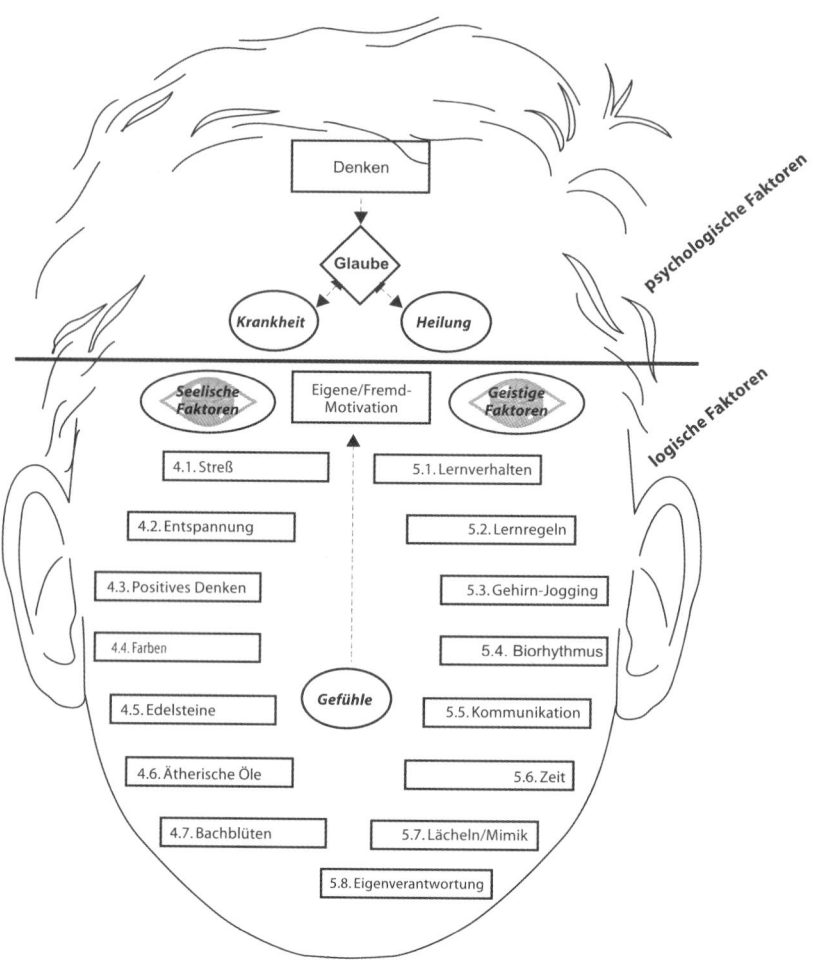

Abbildung 39: Faktoren, die unsere seelische Gesundheit beeinflussen

4.1.1 Was versteht man unter Streß?

Unter Streß versteht man das „Programm", das im Körper des Menschen abläuft, wenn er sich an neue Situationen in seiner Umgebung anpaßt; seine unspezifische und stereotype Antwort auf alle Reize, die das persönliche Gleichgewicht stören. Diese unspezifische Reaktion des Körpers auf einen Reiz kann sinnvoll sein, zum Beispiel wenn er bei Gefahr mit Flucht reagiert, aber auch schädlich und krankmachend, zum Beispiel wenn er bei Gefahr mit Kampf reagiert. Art und Ausmaß des Reizes entscheiden über die Wirkung als Eustreß (positiv wirkende Streßreaktion) oder Distreß (negativ wirkende Streßreaktion) im Körper.

Streß ist an und für sich nicht als negativ zu bewerten. Ein bestimmtes Streßniveau ist sogar notwendig, um optimale Leistungsfähigkeit zu erreichen. Erst das Übermaß an Streß führt zur seelischen Belastung. Den notwendigen, positiven „Eustreß" sollte man suchen (zum Beispiel das erhebende Gefühl, wenn man am Ende einer Rede vor Publikum intensiven und langen Applaus erhält), den überbeanspruchenden, negativen „Distreß" sollte man meiden (zum Beispiel vor Redebeginn das stundenlange Hineinsteigern in die Redeangst).

Streß ist die Antwort des Organismus auf umweltbedingte Einflüsse. Der Körper stellt sich sofort (durch nervliche Reaktionen und durch gefühlsmäßige Empfindungen, durch körperliche Anstrengung) der neu eintretenden Situation. Als blitzartige Antwort auf einen Reiz (zum Beispiel: Ein LKW schert auf der Autobahn plötzlich ohne Vorankündigung auf die linke Spur aus, auf der Sie sich in gleicher Höhe gerade im Überholvorgang befinden) laufen in unserem Körper Mechanismen ab, die Schutz ermöglichen. Durch die Aktivierung des vegetativen Nervensystems und der Hormondrüsen wird alles auf körperliche Höchstleistung geschaltet:

– Zucker und Fettreserven werden mobilisiert,
– die Muskulatur wird maximal durchblutet,
– das Herz schlägt schneller,
– der Blutdruck steigt.

Andere Bereiche, die im Augenblick für diese Abwehrreaktion (Kampf oder Flucht, Ausweichen/Überholen oder Bremsen) unnötig sind, wie zum Beispiel Verdauung, Sexualfunktion und Immunabwehr, werden sofort gedrosselt. Konnten wir – um bei unserem Beispiel mit dem LKW zu bleiben, diesem entrinnen, so normalisieren sich die Körperfunktionen (durch unsere Aktivität) sehr schnell. Was passiert aber, wenn die „Mobilmachung" des Körpers aufgrund ständig neuer Stressoren bestehen bleibt? Solcher Dauerstreß führt in die Krankheit. Streßsituationen gibt es in allen Bereichen des täglichen Leben. Hier ist an erster Stelle der berufliche

Streß zu nennen, unter dem heute viele Berufstätige leiden. Man versteht darunter nicht nur die körperlichen Belastungen, sondern auch seelische Einflüsse wie falscher Ehrgeiz, Angst und Prestigeverlust. Auch in der Freizeit spielt Streß eine Rolle. Der Urlaubsstreß läßt völlige Erholung oftmals nicht aufkommen, besonders wenn es sich um einen Prestigeurlaub handelt, der nur mit viel Mühe und Geld verwirklicht werden konnte. Vom Verkehrsstreß sind nahezu alle Verkehrsteilnehmer betroffen: Staus, schlechte Luft, Motorengeräusche, Eile und überhöhte Geschwindigkeit. Besonders aber sind die Menschen in Ballungszentren und großen Städten dem Lärm und dem optischen Streß ausgesetzt. Bauarbeiten, verkehrsreiche Straßen, Fluglärm, Leuchtreklame, Plakatwerbung und Fernsehen stürmen auf sie ein. Auch die Umweltzerstörung (verschmutzte Luft und verunreinigtes Wasser sowie die Strahlenbelastung) bedeutet Streß. Bereits diese kleine Auswahl an Stressoren zeigt Ihnen die Gefahr, daß durch die Vielzahl von Belastungen Dauerstreß entstehen kann. Wird der Organismus immer wieder aktiviert oder steht er unter einer konstanten und starken Belastung, so paßt er sich mit einer Veränderung seines gesamten Zustandes an. Dies kann zu einer Vielzahl von Krankheitsschäden und unter Umständen sogar zum Tod führen.

4.1.2 Wie können wir dem Streß Paroli bieten?

Grundsätzlich können wir bei der Streßbewältigung in drei Richtungen vorgehen:
a) Streßauslöser beseitigen
b) Streßsituationen meistern
c) die durch Streß aufgestauten Energien neutralisieren

a) Streßauslöser beseitigen
Schon der Beginn eines Tages kann als Streßauslöser wirken. Nehmen Sie sich deshalb genug Zeit, um mit rechtzeitigem Aufstehen, gemütlicher Morgentoilette, ausgedehntem Frühstück und rechtzeitigem Verlassen der Wohnung die üblichen morgendlichen Stressoren zu umgehen. Wer schon morgens unter Spannung steht, wird in vielen Tagessituationen nicht mehr in der Lage sein, streßfrei und erfolgreich zu handeln. Darüber hinaus kann berufliche Entlastung durch effizientere Arbeitsmethoden eine Reduzierung des Streßpotentials bewirken. Viele Strecken können anstatt mit dem Auto auch mit öffentlichen Verkehrsmitteln zurückgelegt werden.

b) Streßsituationen besser bewältigen
Man kann durch Seminare seinen Umgang mit den Mitmenschen verbessern und sich so gegen Überforderung schützen. Oder man wappnet sich durch spezielle Trainings gegen Prüfungsängste. Von Bedeutung ist auch

die mentale Einstellung zum Leben, zur Arbeit, zur Freizeit usw. Wer nicht gelernt hat, mit Belastungssituationen zurechtzukommen, wird durch jedes einfache Streßerlebnis in einen sich verstärkenden Teufelskreis getrieben. Entscheidend ist deshalb, diesen Teufelskreis von Streß und unangemessener Reaktion zu durchbrechen.

c) Aufgestaute Energien neutralisieren
Dies ist möglich durch körperliche Bewegung in jeder Form (Atemübungen, Sport usw.). Aber auch durch kreative Aktivitäten, Gespräche mit Freunden und Bekannten, Humor, Zärtlichkeit und Zuwendung können diese aufgestauten Energien neutralisiert werden. Alle diese Maßnahmen sind auch als Streßprophylaxe wertvoll. Jeder sollte ein Entspannungsverfahren wie zum Beispiel Yoga, Autogenes Training oder Meditation erlernen und dieses täglich morgens und abends einsetzen. Denn damit gelingt es, dem Streß Widerstand zu bieten und der Seele Ruhe zu ermöglichen.

> **Empfehlung: Maßvolle und ruhige Arbeits- und Lebensweise reduziert den Distreß und fördert den Eustreß.**

4.2 Entspannung

Im vorherigen Abschnitt haben wir uns mit dem Phänomen Streß auseinandergesetzt; nun möchten wir einige Hinweise zum richtigen Entspannen geben. Es lohnt sich, gezielt zu entspannen, denn in der Entspannung ...
– arbeitet das Gedächtnis zuverlässiger;
– fließen uns mehr Gedanken zu;
– sind wir ruhiger, ausgeglichener, geduldiger, aufmerksamer;
– gehen wir mit unseren Worten im Gespräch überlegter um.

4.2.1 Meditation – eine uralte Entspannungsmethode

Beim Meditieren muß man meist erst eine gewisse innere, beruhigende Aktivität zeigen, bis ein Prozeß in Gang gebracht wird, bei dem man selbst weitgehend passiv ist. Ob es die transzendentale Meditation, das Autogene Training oder eine andere Technik ist, der Effekt ist immer derselbe: Streß wird gelöst. Wenn man passiv in seinen geistigen Innenraum gleitet, kommt es zu einem Umschalten vegetativer Funktionen. Die Atmung wird ruhiger, der Puls niedriger, die Schweißabsonderung geringer, die Muskeln entspannen sich und werden schwer, die Blutgefäße entkrampfen sich. Man hat den Eindruck, als ob der ganze Körper wärmer würde. Die Bauchorgane werden ruhiggestellt, und die Hirnzellen arbeiten jetzt anders (was sich in den Hirn-stromkurven in Form von Alphawellen nachweisen läßt). Alle diese Symptome zeigen, daß der Körper umgestellt hat, er ist jetzt auf Erholung eingestellt. Zwar gibt es Zeitgenossen, die der Meinung sind, dies ließe sich auch durch Ausruhen erreichen. Aber Wissenschaftler haben eindeutig nachgewiesen, daß sich die Regeneration in der Meditation viermal schneller vollzieht als beim bloßen Ausruhen. (Vester 1983) Erfahrene Meditierende berichten auch über eine Steigerung der Lebensfreude durch die neu entdeckte Ruhe und Besinnlichkeit.

4.2.2 Vorbereitungen, erste Schritte und Grundstruktur des Meditierens

– Zimmer verdunkeln, Lärm möglichst ausschalten, beengende Kleidung öffnen;
– sich locker auf den Rücken legen, am besten flach auf den Boden;
– Beine nebeneinander-, nicht übereinanderlegen, Fußspitzen locker nach außen;
– Arme locker neben den Körper legen;
– Augen schließen;
– ruhig und gleichmäßig in den Bauch atmen;
– Gedanken fokussieren und dann freien Lauf lassen, zum Beispiel wenn Sie über einen Begriff (hier: Ruhe) meditieren, so richten Sie die Gedanken auf diesen Begriff und

überlassen sich den auftauchenden Bildern.
– Wenn die Gedanken abschweifen, konzentrieren Sie sich erneut auf ihr Ziel. (Näheres bei Carrington 1980)

Welche der vielen Meditationsformen Ihnen persönlich am besten liegt, können Sie nur selbst herausfinden, zum Beispiel durch Ausprobieren (in Kursen), durch Beratung mit Fachleuten oder durch Lektüre. Neben der Meditation haben sich noch andere Entspannungsverfahren bewährt:

4.2.3 Weitere Entspannungsmethoden

Das *Yoga* besteht hauptsächlich aus Gymnastik- und Atemübungen. Es verhilft zu einer tiefen Entspannung und zu einem verbesserten Körperbewußtsein. (Govinda 1982) Beim *Autogenen Training* spricht der Meditierende Formeln, die eine allgemeine Entspannung ermöglichen und bestimmte Körperfunktionen verändern. Weitere Übungen dienen der Muskelentspannung und der Atemregulation. (Alke 1995) Die Methode der *Progressiven Muskelrelaxation* dient der Entspannung für einzelne Muskelpartien. (Franneck 1997) Auch bestimmte *Musikstücke* erzeugen in unserem Gehirn Alphawellen. Dazu gehören vor allem Werke aus der Barockzeit, Naturgeräusche sowie die sogenannte New-Age-Musik. Solche Musik mit 60 Schlägen pro Minute (entsprechend einem aus-

geglichenen Herzrhythmus) und Vier-
vierteltakt wirkt besonders entspannend.(Vgl. Decker 1997)

Bei der Entwicklung der Kinesiologie
entdeckten die Begründer die speziellen Reflexpunkte zur Streßlösung: auf
den Stirnbeinhöckern (in der Mitte zwischen den Augenbrauen und dem
Haaransatz, über der Augenmitte). Das
sanfte Berühren dieser beiden Akupunkturpunkte hilft bei allen Formen
von geistigem und emotionalem Streß.

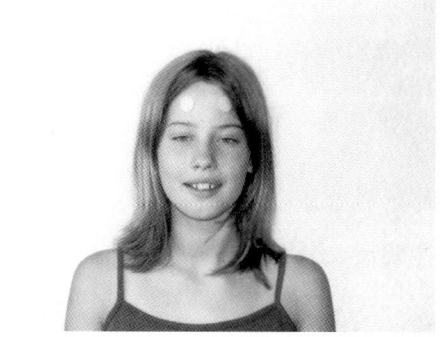

Abbildung 40.a: Die Streßlösungspunkte

Berühren Sie mit den Fingerspitzen die
genannten Punkte ganz leicht. Schließen Sie die Augen und gehen Sie in Gedanken alle belastenden Situationen
des Tages durch, bis sich ein angeneh-
mer Entspannungszustand eingestellt
hat und der Streß gelöst ist.

Wenn Sie sich wieder einmal unter
starkem Druck fühlen, verletzt oder
schockiert sind, können Sie durch das
Berühren dieser „Anti-Streß-Punkte"
den emotionalen Druck abbauen.

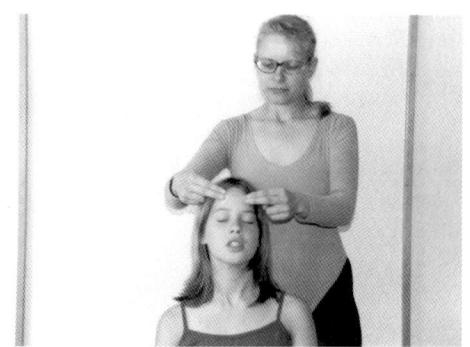

Abbildung 40.b: Die Streßlösungspunkte
halten

Durch das Berühren dieser Punkte werden die streßverarbeitenden Bereiche
des Vorderhirns stärker durchblutet und
dadurch zur vermehrten Streßverarbei-
tung aktiviert. Das ermöglicht dann das
Verarbeiten von emotionalen Streß.

4.2.4 Selbsthilfe gegen Distreß

Sind die Nerven vollständig überlastet,
können die dann auftretenden nervösen Störungen sich an zahlreichen Organen zeigen. Unter Nervosität verstehen wir alle funktionellen (nicht orga-

nischen) Störungen, die vom Nervensystem ausgehen und körperliche Beschwerden hervorrufen. In einem solchen Zustand ist der Mensch in seiner
Körper-Geist-Seele-Einheit krankmachend gestört und bedarf des regulie-
renden Eingriffs. Es ist selbstverständlich, daß bei Krankheitssymptomen
eine medizinische Abklärung und Therapie notwendig ist. Bei der Mehrzahl

der Streßgeplagten sind nur funktionelle Beschwerden zu finden. Hier kann die nachfolgende Selbstmedikation sinnvoll eingesetzt werden. Folgende harmonisierende Methoden existieren:

- die Bach-Blütentherapie (siehe unten, Kapitel 4.7)
- kinesiologische Anwendungen
- homöopathische Mittel
- biochemische Mittel, zum Beispiel: Kalium phosphoricum D5, dreimal täglich 2 Tabletten lutschen
- Nerventee, zum Beispiel täglich 3 Tassen folgender Mischung:
  15 g Kava-Kava-Wurzel
  10 g Weinrautenkraut
  15 g Mistel
  10 g Melissenblätter
  20 g Mariendistelsamen
  25 g Baldrianwurzel

Diese Verfahren können helfen, den Menschen wieder in seine Mitte zu rücken. Durch den kinesiologischen Muskeltest können Sie auch hier wieder (siehe Kapitel 2) selektieren, welche der vorgenannten Selbstmedikationshinweise für Sie hilfreich sind.

Empfehlung: Zustände von Distreß sollten Sie durch Entspannungsmethoden noch am selben Tag abbauen!

4.3 Positives Denken

Immer mehr Menschen wird bewußt, daß unser Denken in mannigfacher Art und Weise unser Leben beeinflussen kann. Seit langem ist bekannt, daß die Kraft des Denkens einen intensiven, kontinuierlich verfolgten Gedanken in die Tat umsetzen kann. Es wird aber nicht nur Positives (angenehme Gefühlslage, überzeugtes Selbstwertgefühl etc.), sondern auch viel Negatives (frustrierte Gefühlsempfindung, Minderwertigkeitsgefühl etc.) durch Gedanken erzeugt. Die Folgen sind dann entweder Glücksgefühle, Unbesiegbarkeit, Freude und Optimismus, welche zu Selbsthilfe und Gesundheitsvorsorge animieren, oder Depressionen, Selbstabwertung, Angst und Pessimismus, die zu Passivität und Krankheitsauslösung führen. Bei den meisten Menschen überwiegen leider die ängstlichen und pessimistischen Gedanken. Ist es da ein Wunder, daß ihnen vieles nicht gelingen mag? Bevor wir uns näher mit der Kraft des Denkens beschäftigen, kann schon jetzt gesagt werden, daß wir jeden Tag mit positiven Gedanken beginnen und beenden sollten. Lenken Sie Ihr Denken immer in die positive Richtung. Dadurch wird Ihr Selbstwertgefühl ausgeglichener und zufriedener.

Negatives und positives Denken

Der negativ Denkende....	**Der positiv Denkende....**
...ist immer ein Teil des Problems.	...ist immer ein Teil der Lösung.
...hat immer eine Ausrede.	...hat immer einen Plan.
...sagt: "Ich bin dafür nicht zuständig".	...sagt: "Lass mich das für Dich tun".
...sieht ein Problem für jede Lösung.	...sieht eine Lösung für jedes Problem.
...sagt: "Es ist vielleicht möglich, aber schwierig."	...sagt: "Es ist vielleicht schwierig, aber möglich."
...wartet, bis er reden darf.	...hört zu....
...sagt: "Ich bin nicht so schlecht wie viele andere."	...sagt: "Ich bin gut, aber ich könnte noch besser sein."
...sagt: "Ich arbeite hier nur".	...fühlt sich für mehr als nur seinen Job verantwortlich.
...sagt: Es war nicht mein Fehler.	...gibt einen Fehler zu, wenn er ihn gemacht hat.
...braucht viele Freunde.	...hat viele Freunde.
...wartet auf das, was kommt.	...gestaltet aktiv seine Zukunft.
...reagiert.	...agiert.
...wartet auf andere Kontaktaufnahmen.	...sucht Freundschaften und Bekanntschaften.
...schweigt und wartet ab.	...kommuniziert und gestaltet.
...kümmert sich nicht um seine eigene Gesundheit.	...betreibt Eigenvorsorge für seine eigene Gesundheit.
...spielt Lotto oder andere Glückspiele.	...nimmt sein Glück selbst in die Hand.

Abbildung 41: Negatives und positives Denken

4.3.1 Wirkung positiver Gedanken

Auch in der Antike wußte man, daß Gesundheit mit der psychischen Verfassung zusammenhängt, und die moderne Wissenschaft scheint dies immer häufiger zu bestätigen. Trauernde Witwen haben zum Beispiel eine niedrigere Abwehrfähigkeit gegen Krankheiten als glückliche Menschen. Manche Wissenschaftler behaupten sogar, mit Suggestionen und mit positivem Denken könne man sich vor Krankheiten wie Krebs schützen. Zu ihnen gehört auch Christopher Petersen, Professor für Psychologie an der Universität von Michigan. In einer Studie hat er die Versuchspersonen nach bestimmten Kriterien in Optimisten und Pessimisten aufgeteilt und herausgefunden, daß letztere sich in verhältnismäßig kurzer Zeit doppelt so schnell Krankheiten wie Grippe oder Halsweh zuziehen und auf längere Sicht häufiger an schweren Krankheiten leiden, ja sogar früher sterben als optimistischere Menschen. (Petersen 1994)

4.3.2 Wie realisiert man positives Denken?

Nehmen wir einmal an, Sie möchten eine Reihe ganz bestimmter Ziele erreichen (zum Beispiel beruflicher oder

finanzieller, menschlicher oder gesundheitlicher Erfolg), dann sollten Sie Ihre Gedankenkraft folgendermaßen einsetzen:
1. Fragen Sie sich, was Sie wirklich wollen.
2. Erstellen Sie eine Liste Ihrer Wünsche.
3. Formulieren Sie Ihre Wünsche genau.
4. Gehen Sie Schritt für Schritt vor.
5. Achten Sie darauf, daß Sie durch Ihre Wünsche Ihre Mitmenschen nicht kränken oder verletzen.
6. Formulieren Sie Ihre Wünsche positiv.
7. Ordnen Sie Ihre Liste entsprechend dem Schwierigkeitsgrad.
8. Beginnen Sie mit dem Einfachsten. Das Selbstvertrauen wächst schon mit kleinen Erfolgen.
9. Kontrolliertes, positives Denken wird Ihr Leben erfreulicher gestalten.
10. Lesen Sie Ihren Wunschzettel dreimal täglich durch.
11. Denken Sie darüber nach, wann immer Sie können.
12. Haben Sie Spaß an Ihren Vorsätzen!
13. Formen Sie Ihre Wünsche in Worte und in geistige Bilder.
14. Handeln Sie – je schneller und früher, desto besser.
15. Freuen Sie sich auf Ihren Erfolg!
(Nach Birkholz & Dobler 1995)

„Durch die Kraft des positiven Denkens und bewußter Einstimmung unserer inneren Welt auf die universellen Realitäten des Geistes wird ‚Unmögliches' möglich, erreichen wir unsere Ziele, finden wir zu einem geistig und materiell reicheren, erfüllten Leben." (Murphy 1992)

4.3.3 Ergebnisse positiven Denkens
1. Viele Dinge sind erreichbar (möglicherweise durch Placebo-Effekt).
2. Anscheinend Unmögliches wird wahr (zum Beispiel Spontanheilung).
3. Eigene Zielvorstellungen werden realisiert.

So werden Sie bald bemerken, daß Sie vieles mit der Kraft des positiven Denkens erreichen können. Diese kurze Abhandlung sollte Ihnen nur einen Einblick in dieses Kraftdepot geben und Sie neugieriger machen, damit Sie sich näher damit beschäftigen, zum Wohle Ihrer persönlichen Entfaltung. Es ist uns auch klar, daß dieses Anreißen des Themas „Gedankenkraft" nicht ausreichen kann, Sie sofort zum Meister des positiven Denkens zu machen. Aber wir sind davon überzeugt, daß in jedem Menschen eine starke Kraft schlummert, die jeder positiv Denkende für sich aktivieren kann.

Fazit: Erfolg ist kein Geschenk, Erfolglosigkeit kein unabwendbares Schicksal!

4.4 Farben

Sicher ist auch für Sie eine Welt ohne Farben – und damit auch ein Leben ohne Farben – unvorstellbar. Eine Erde in Schwarzweiß oder in einer eintönigen, fahlen Farbe, vielleicht grau in grau, gleicht der Mondoberfläche. Eine Welt ohne das Grün der Tannen, das Blau des Himmels, das Rot mancher Sonnenuntergänge ist sicher auch für Sie unvorstellbar.

Farben spielen in allen Lebensbereichen eine wichtige Rolle. Somit ist es nicht verwunderlich, daß die Wirkung von Farben auch in der Medizin nicht unbeachtet blieb. Seit Urzeiten werden Farben zu Heilungszwecken eingesetzt. Aus den Erfahrungen unserer naturheilkundlichen Beratungspraxis kommen wir zu dem Schluß: Farben sind lebendige Kräfte und Quellen der Stärkung. Treten Menschen für wenige Minuten in Kontakt mit der ihnen „fehlenden" Farbe, so wird ihr Wohlbefinden deutlich gesteigert, und die Selbstheilungskräfte des Körpers werden aktiviert. Farben wirken ganzheitlich, indem sie Einfluß auf wichtige Informations- und Energiezentren des Körpers nehmen. Schauen Sie sich nun die Wirkung der einzelnen Farben genauer an.

4.4.1 Charakterisierung der Farben (Vgl. Eberhard 1984, Hackl 1998)

Rot

Oberbegriff:	Der Vitalitätszünder
Wirkung:	Fördert die Ausscheidung über den Darm, stärkt die Wirbelsäule, aktiviert den Knochen-, Blut-, Zellaufbau und den Kreislauf, stärkt bei Energiemangelzuständen die körperliche und seelische Widerstandskraft, lindert bei Ischias, beeinflußt die Vitalität, wirkt anregend auf die Nebennieren und den Adrenalinspiegel, appetitanregend, verstärkt den körperlichen Willen zum Sein.
Einsatz:	Die Farbe Rot hat bei depressiven Patienten eine belebende Wirkung. Sie steigert die Willenskraft.

Orange

Oberbegriff:	Der Stoffwechselaktivator
Wirkung:	Regt die Fortpflanzungsorgane, die Nieren, die Blase, das Blut und die Lymphe an. Orange hat eine kraftspendende, erhebende Energie, gibt Schwung und Lebensfreude, beschleunigt die

Einsatz: Wundheilung, fördert das Entstehen von Ideen und geistigen Konzepten.
Einsatz: Orange belebt die Eigenschaften der Herzenswärme, der Heiterkeit und des Frohsinns.

Gelb

Oberbegriff: Die Farbe des Vegetativums
Wirkung: Aktiviert das Verdauungssystem, den Magen, die Milz, die Leber mit der Gallenblase und das vegetative Nervensystem. Es wirkt appetitanregend, löst Verstopfungen, regt den Appetit an, hilft bei Magenbeschwerden, hat eine gehirnanregende Wirkung, hellt die Seele auf und spendet Freude, bringt geistige Vitalität und beeinflußt die Bauchspeicheldrüse (Insulin).
Einsatz: Gelb fördert den Intellekt, den Lerneifer und die Auffassungsgabe.

Grün

Oberbegriff: Der Erholungsförderer
Wirkung: Wirkt ausgleichend, besänftigend und vermittelnd, steigert die Abwehrkräfte bei Bronchitis, bietet Entspannung, beeinflußt Herz, Brustkorb, Blut und Kreislaufsystem, wirkt auf die Körperfunktionen regenerierend, lindert Ischiasbeschwerden und beeinflußt die Thymusdrüse.
Einsatz: Grün wirkt ausgleichend und beruhigend.

Blau

Oberbegriff: Die Beruhigungsfarbe
Wirkung: Wirkt entzündungshemmend, stoppt das Wachstum von Krankheitserregern, verlangsamt die Pulsfrequenz, senkt den Blutdruck, setzt die Schmerzempfindlichkeit herab, erleichtert das Einschlafen, hilft bei Augenentzündungen, lindert Kopfschmerzen und reguliert den Stoffwechsel. Es hat beruhigende, kühlende, entspannende und schmerzstillende Wirkung, es beeinflußt die Atmungsorgane, lindert Schnupfen, stärkt die Schilddrüse und das Gehör.
Einsatz: Tobsüchtige, aggressive Menschen entspannen sich mit der Farbe Blau.

4.4.2 Anwendungsbeispiele der Farbtherapie (nach Decker 1997):

Appetitlosigkeit   ⟶ Rot/Gelb
Augenentzündung   ⟶ Blau
Bronchitis   ⟶ Grün
Ischias   ⟶ Rot/Grün
Kopfschmerzen   ⟶ Blau
Magenbeschwerden ⟶ Gelb
Schnupfen   ⟶ Blau
Wunden   ⟶ Rot

Zur Eigentherapie legt man Farbfolien (wie sie zum Beispiel dem Buch von Eberhard, 1984, beiliegen) auf den kranken Körperteil, oder der Kranke betrachtet die Farbe circa 30 Minuten intensiv. (Oder man benutzt – nach vorhergehender Testung – die beim Verlag VAK erhältlichen Farbbrillen.) Veränderungen (seelisch/körperlich) können dann auch von Dritten wahrgenommen werden. Die im Raum vorhandene Beleuchtungsart kann die Farbwirkung mit beeinflussen. Farben wirken bei natürlichem Tageslicht viel intensiver als unter künstlicher Lichtquelle. Das erkennt man schon daran, daß das Auge zum Beispiel den Farbton eines Stoffes bei Tageslicht und im beleuchteten Raum unterschiedlich aufnimmt. Auch die Art der künstlichen Lichtquelle (Glühbirne, Neonröhre, Fluoreszenzröhren etc.) verändert die Farbintensität und damit deren Wirkung auf den Menschen. Die Widerstandskraft gegen Viren wird zum Beispiel durch Tageslicht oder Fluoreszenzlicht gestärkt, durch übliches künstliches Licht reduziert. Die Farbanwendung kann nur als Unterstützung der medizinischen Grundtherapie erfolgen und wird den Heilungsverlauf beschleunigen.

> **Wichtig: Je nach Farbzusammensetzung und Beleuchtungsart kann sich die Farbwirkung steigern oder vermindern!**

4.5 Edelsteine

Früher waren den Menschen die Kräfte und Heilwirkungen von Edelsteinen besser vertraut als heute. So waren zum Beispiel Könige und Königinnen, Fürsten und Fürstinnen mit edlen Metallen und Steinen behängt, und dies nicht nur zur Zierde, sie wußten auch um die enorme Kraft, die davon ausgehen kann. Von den Reichen wurden Edelsteine sogar pulverisiert und als Heilmittel eingenommen. Dieses Verfahren wird noch heute angewendet (zum Beispiel Bernsteinpulver mit Honig und Wasser vermischt bei Nieren- und Leberleiden; homöopathisch verdünnt gibt es zum Beispiel Chrysolith gegen Überanstrengung der Augen; Amethyst in Akne-Kapseln oder Bernstein zum Spritzen bei Diabetes).

☞ Abbildungen von Steinen finden Sie auf der vorderen Umschlaginnenseite.

4.5.1 Charakterisierung und Verwendung der Edelsteine

Die Ganzheitslehre besagt, daß jeder Stein und auch alle anderen Gegenstände und Lebewesen in der Natur aus bestimmten Schwingungen bestehen. Somit hat jeder Stein durch seine Zusammensetzung, seine Form sowie seine Farbe eine andere Schwingung oder Ausstrahlung.

Amethyst
- Bei Hautleiden (Akne) auf den Scheitel legen.
- Hilft gegen Kopfschmerzen, Migräne, Neurosen (auf die Stirn legen).
- Hilfreich bei Alkoholabhängigkeit (auf dem Nabel tragen).
- Bei Schlaflosigkeit über die Schläfen streichen.
- Gegen Wut, Angst und Hysterie.

Aquamarin
- Stein des Friedens – friedvolle Umgebung.
- Löst Emotionen.

Aventurin
- Hat eine hohe Heilkraft für das Herz.
- Wirkt beruhigend.
- Läßt uns ruhiger und feinfühliger für die „innere Stimme" werden.

Bergkristall
- Verhindert, daß man „übernatürlich" über sich selbst hinauswächst.
- Der Energieüberträger, ein Empfänger und Sender zugleich.
- Kann Erdstrahlen unschädlich machen.
- Schützt vor negativen Einflüssen.
- Stärkt Herz und Rücken.
- Stimmt uns ruhig.
- Hilft bei Schwindel und Hautleiden.
- Löst Stauungen auf.
- Zur Stärkung der Augen (nach Hildegardmedizin: durch Sonne erwärmten Bergkristall auf die Augen halten).

Bernstein
- Wirkt ableitend bei Fieber, Infektionen und Entzündungen.
- Es ist hier sehr wichtig, daß der Stein immer gut unter fließendem, kaltem Wasser gereinigt wird.

Calcedon
- Gilt als Rednerstein.
- Kann das Denken und Fühlen gut zum Ausdruck bringen.
- Wirkt blutstillend.
- Unterstützend bei Hals- und Rachenbeschwerden.

Citrin
- Fördert die Liebe zu uns selbst.
- Öffnet den Solarplexus (Gefühle und Bedürfnisse).
- Reinigt die Bauchspeicheldrüse und wirkt unterstützend bei Diabetes.

Crysocoll
- Lehrt uns, mit den Naturgesetzen zu leben.
- Wirkt entspannend und ausgleichend.
- Läßt uns sanft, aber kraftvoll wirken.

Feueropal
- Fördert die Selbstsicherheit.

Fluorid (Flußspat)
- In der Form eines Oktaeder und in violetter Farbe kann er die beiden Gehirnhälften gut zueinanderführen.
- In jede Hand einen nehmen und über die Augenbrauen halten.

Jade
- Ist besonders für Kinder bei Unruhe und Angst einzusetzen.
- Kann nachts mit ins Bett genommen werden, jedoch besteht hier Gefahr des Verschluckens. (Evtl. größere Steine verwenden.)

Karneol
- Fördert den Energiefluß.
- Reinigt das Blut und fördert den Blutfluß.
- Ist hilfreich bei Kreislauferkrankungen.
- Gilt besonders als Nierenstein – sollte beim Schlafen auf die Nieren gelegt werden.

Lapislazuli
- Meditationsstein.
- Der Stein symbolisiert den Sternenhimmel (– man sollte nicht damit schlafen).
- Läßt göttlichen Weg erkennen und unterstützt zu Hellhörigkeit und geistigem Erkennen.

Malachit
- Reinigt den Solarplexus sehr tief.

Onyx, schwarzer
- Stärkt im Menschen das abstrakte Denken, den Ernst und die Selbstbeherrschung.

Orangencalcit
- Bringt Freude und Lebenslust.
- Hilft gegen Depressionen.

Rhodonit
- Aktiviert das Tun und die selbstlose Liebe.

Rosenquarz
- Ist ein Herzstein.
- Unterstützend bei Herzleiden.

Rutilquarz
- Hilft, mit Schmerzen umzugehen. (Also nicht gleich Schmerzmittel einnehmen!)

Smaragd
- Läßt allumfassende Liebe fließen.
- Hilfreich bei Magenbeschwerden.

Sodalith
• Stärkt die Konzentration.

Turmalin, grüner
• Gibt Erneuerungskraft für den ganzen Körper.
• Löst Blockaden in der Herzgegend.

Turmalin, schwarzer
• Beschützt, so daß uns nichts zu nahe kommt.
• Erdet, so daß wir fest auf dem Boden stehen.
• Schützt vor Strahlung und anderen negativen Schwingungen (zum Beispiel im Supermarkt).

Türkis
• Schutzstein
• Absorbiert negative Schwingungen, das heißt er nimmt selbst die Schwingungen auf; daher gut reinigen.
• Schützt vor Auslaugen bei Streß.
• Hilfreich im Hals- und Lungenbereich.

4.5.2 Anwendung der Edelsteintherapie

Der entsprechende Stein wird entweder auf eine verspannte oder schmerzende Stelle gelegt und Tag und Nacht getragen, oder man orientiert sich am kinesiologischen Testergebnis. Folgende Punkte können Sie zum Beispiel durch Testen abklären:
– geeigneter Edelstein
– Tragedauer
– Trageort
– Notwendigkeit der Reinigung

Somit können Sie die Steine immer gezielt zu Ihrer persönlichen Entwicklung einsetzen. Der ausgewählte Stein muß nicht unbedingt auf der bloßen Haut getragen werden oder die kranke Stelle direkt berühren, sondern er kann auch auf der Oberbekleidung getragen werden (zum Beispiel in einem Beutel an der Unterwäsche befestigt). Wichtig dabei ist, daß die Steine täglich gereinigt werden. Üblich ist, den Stein kurze Zeit unter fließendes kaltes Wasser zu halten, damit er alles, was er aufgenommen hat, wieder abgeben kann (negative Schwingungen). In der esoterischen Literatur wird von Steinen berichtet, die von ihren kranken Trägern Krankheiten übernommen haben sollen: Sie sind verblaßt oder gesprungen. Solche Steine können dann nicht mehr verwendet werden.

Wichtig: Das Tragen von Edelsteinen unterstützt die Harmonisierung von seelischen und körperlichen Disharmonien, kann aber die üblichen medizinischen Therapien nicht ersetzen.

4.6 Ätherische Öle

Nicht nur in der Winterzeit, wenn Wohnräume verschlossen sind und keine angenehmen Düfte von Blumen und Blüten hereinströmen, ist es sehr angenehm, wenn ätherische Öle ihren Duft verbreiten. Ätherische Öle sind flüchtige Substanzen, die schnell verdunsten und dabei ihren Duft im Zimmer verbreiten. Sie sind relativ teuer, da für die Herstellung eines Liters ätherischen Öls oft bis zu 200 kg frischer Blüten benötigt werden.

Durch ätherische Öle und auch Harze können unsere Gefühle verstärkt und unsere Stimmung angehoben werden. Zum Beispiel erzeugt Eukalyptusduft in uns doch gleich körperliche Frische und auf psychischer Ebene Tatkraft, wir fühlen uns dann fitter und belastbarer. Ätherische Öle regen unseren Geruchssinn zur bewußten Wahrnehmung an und sind seit jeher Bestandteil von Heilungszeremonien und Meditationen. Verschiedene Öle sind sogar in der Lage, Räume zu desinfizieren. Man hat festgestellt, daß durch Beimischen von nur 2 Prozent Eukalyptusöl zu einem Raumspray etwa 70 Prozent der schwebenden Staphylokokken vernichtet werden können. Ebenso reinigend wirken Nelkenöl, Limone oder Limette. Insekten können dadurch ebenfalls vertrieben werden. Die gebräuchlichsten Öle und ihre Verwendungen sind:

Für unruhige und unausgeglichene Kinder:	Ingwer, Grüne Minze, Petitgrain, Rose, Myrte
Für Konzentration und Willensstärke:	Ingwer, Salbei, Zedernholz.

Meditation:	Bergamotte, Jasmin, Lavendel, Patschouli, Rose, Sandelholz, Ylang-Ylang.
Reinigung:	Limone, Muskatblüte, Sandelholz, Zimt, Zitrone, Eukalyptus.
Entspannung:	Kajeput, Kiefer, Lavendel, Zitronenkraut.
Gesteigerte Wirkung von Musik:	Grüne Minze, Kiefer, Nelke.
Physische Heilung:	Mandarine, Muskatblüte, Poleiminze, Thymian, Zimt.
Zur Unterstützung für psychische Arbeit:	Bergamotte, Lavendel, Petitgrain, Sandelholz, Zitronenkraut.
Anregung des Denkvermögens:	Kiefer, Rosmarin, Zitrone
Belebend und anregend bei Antriebschwäche, Langeweile, Trägheit:	Rosmarin, Lemongrass

Es lohnt sich für Sie, eigene Erfahrungen mit der Anwendung von ätherischen Ölen zu sammeln. Zur Dufterzeugung wird lediglich eine Duftlampe benötigt. Die Kerze darin erzeugt angenehmes Licht und verteilt den Duft im Raum. Sie werden erleben, wie ein bis zwei Tropfen Öl das Raumklima deutlich verbessern und Ihr Befinden positiv beeinflussen. Oder Sie träufeln einen Tropfen des Öls auf ein Taschentuch oder einen Wattebausch und tragen es bei sich.

Duftstoff	Wirkung auf die Psyche	Wirkung auf den Körper
Bergamotte	Fördert Meditation und Entspannung, Förderung der seelischen Konfliktlösung	Krampflösend bei Darmkoliken, entzündungshemmend bei Halsweh
Eukalyptus	Reinigung der Gedanken, anregend bei Lethargie, krampflösend bei Übererregbarkeit	Hustenstillend bei Erkältungen, schleimlösend bei Entzündungen der Atemwege
Ingwer	Beruhigend und ausgleichend, steigert Konzentration und Wille	Entzündungshemmend bei Grippe und Erkältungen, anregend für die Verdauung
Jasmin	Fördert Meditation und Entspannung, löst Verspannungen durch Angst und Depressionen	Krampflösend bei Muskelverspannungen, stärkend bei allgemeiner Schwäche
Kiefer	Entspannung fördernd, Denken und Lernen erleichternd, anregend, stärkend, erfrischend bei Kraftlosigkeit und Erschöpfung	Schleimlösend, auswurffördernd bei Verschleimung und Entzündungen des Brustraumes
Lavendel	Fördert Meditation, Entspannung und seelische Konfliktlösung	Entzündungshemmend bei Halsweh, Husten und Erkältung, krampflösend bei Kopfschmerzen
Lemongrass	Erfrischend und belebend bei Antriebsschwäche, Langeweile, Trägheit. Ermunternd bei Niedergeschlagenheit	Bessert Abwehrschwäche, bei allgemeinen Schwächezuständen.
Limone	Reinigt die Gedanken, erfrischend und aufheiternd bei Lustlosigkeit, Sentimentalität	Wirkt entzündungshemmend auf die Atemwege, anregend auf Magen und Verdauung

Duftstoff	Wirkung auf die Psyche	Wirkung auf den Körper
Mandarine	Erfrischend bei Trägheit und Trübsal, aufheiternd bei Lustlosigkeit, inspirierend bei Einfallslosigkeit	Fördert die Selbstheilungskräfte, zur schnellen Erholung nach Krankheit
Minze, grüne	Beruhigend und ausgleichend	Wirkt entzündungshemmend auf die Atemwege
Muskatblüte	Reinigt die Gedanken	Fördert die Selbstheilungskräfte
Myrte	Beruhigend und ausgleichend, reinigt die Gedanken bei zerstörerischem Denken, gibt neuen Mut bei Verzweiflung, Angst, Resignation	Entzündungshemmend, schleimlösend, schmerzstillend bei Nebenhöhlen-, Halsentzündung, Husten, Heiserkeit
Nelke	Anregend bei Schwächezuständen	Desinfizierend bei Infektionskrankheiten
Patschouli	Fördert Meditation und Entspannung, stimulierend bei Frustration, aufhellend bei Depression und Angst	
Petitgrain	Beruhigend und ausgleichend, fördernd für seelische Konfliktlösung, aufhellend bei Depression, gedächtnisstärkend	
Poleiminze	Denken und Lernen erleichternd, erfrischend bei geistiger Erschöpfung, konzentrationsfördernd	Fördert die Selbstheilungskräfte, krampflösend bei Kopfschmerzen, desinfizierend

Duftstoff	Wirkung auf die Psyche	Wirkung auf den Körper
Rose	Beruhigend und ausgleichend, fördert Meditation und Entspannung	Hilfreich bei Verspannungen, Nervosität und Kopfschmerzen
Rosmarin	Denken und Lernen erleichternd, anregend bei Antriebsschwäche, Langeweile, Trägheit, konzentrationsfördernd	Hilfreich bei Abwehrschwäche, krampflösend bei Entzündungen der Atemwege, Husten und Grippe
Salbei	Konzentration und Willenskraft steigernd	Blutreinigend, entzündungshemmend, auswurffördernd
Sandelholz	Fördert Meditation und Entspannung, reinigt die Gedanken, fördert seelische Konfliktlösung	Entzündungshemmend, schleimlösend bei Husten und Heiserkeit, Erkältungen
Thymian	Anregend bei allgemeiner Trägheit, konzentrationsfördernd bei geistiger Arbeit	Fördert die Selbstheilungskräfte, entzündungshemmend, schleimlösend
Zedernholz	Steigert Konzentration und Willenskraft, aufbauend bei mangelndem Selbstbewußtsein, besänftigend bei Zorn, Ärger	Entzündungshemmend, schleimlösend bei Husten und Heiserkeit, Erkältungen, krampflösend
Zimt	Reinigt die Gedanken, stimulierend bei Schwächezuständen, erwärmend bei Gefühlskälte	Fördert die Selbstheilungskräfte, entzündungshemmend, schleimlösend bei Husten und Heiserkeit, krampflösend bei Herzbeschwerden
Zitrone	Reinigt die Gedanken, erleichtert Denken und Lernen, erfrischend, belebend bei Niedergeschlagenheit	Entzündungshemmend bei Halsentzündung, Erkältung, stärkend für die körpereigenen Abwehrkräfte

> **Empfehlung: Lassen Sie sich durch die Wohlgerüche der Natur mit seelischer Ausgeglichenheit beschenken!**

4.7 Bach-Blütenessenzen

Hinter einer körperlichen Erkrankung stehen oft unerkannte, negative Gefühle und seelische Blockaden wie Angst, Verbitterung, Mutlosigkeit, Unsicherheit oder ähnliches. Durch die Bach-Blütentherapie lassen sich seelische Blockaden auf natürliche Weise allmählich auflösen. Das seelische Gleichgewicht wird wiederhergestellt. Im Zustand der seelischen Harmonie können sich die Selbstheilungskräfte des Körpers freier entfalten und wirksam werden. Da durch die Bach-Blütentherapie Selbsterkenntnisprozesse angeregt werden, wird sie auch zur seelischen Vorsorge gegen Rückfälle und eventuelle künftige Erkrankungen eingesetzt.

Die Bach-Blütentherapie wurde vor rund 55 Jahren von dem englischen Arzt Edward Bach entwickelt und verbreitet. Die 38 Bach-Blütenessenzen sind wäßrige Auszüge von den Blüten wildwachsender, nicht giftiger Pflanzen und Bäume. Bach fand heraus, daß bestimmte Pflanzen mit bestimmten seelischen Strukturen der Menschen in Beziehung stehen. Diese Konzentrate können einerseits als sogenannte *stock bottles* (Vorratsflaschen) in Apotheken bezogen werden; andererseits ist es auch möglich, sich die jeweils benötigte Bachblütenmischung vom Apotheker herstellen zu lassen. E. Bach wünschte sich, daß in jeder Hausapotheke ein kompletter Satz an Blütenkonzentraten vorrätig ist. Die Mischung, die Sie einnehmen wollen, stellen Sie aus den ausgetesteten Bach-Blütenessenzen folgendermaßen her:

– In 30ml-Tropfflasche circa 10 ml Alkohollösung, zum Beispiel Cognac, einfüllen
– Von jeder der positiv getesteten Konzentrate vier Tropfen zugeben
– Den Rest der Flasche mit Wasser auffüllen
– Gut schütteln
– Einnahme je nach kinesiologischem Testergebnis, meist viermal täglich vier Tropfen
– Einnahmedauer je nach Testergebnis, längstens bis die Flasche aufgebraucht ist.

Sollten Sie in den ersten drei Tagen vermehrt träumen oder sollten Symptome früherer Erkrankungen kurzfristig wieder aufflackern, so ist dies positiv zu bewerten. Es zeigt an, daß der seelische und körperliche Reinigungsprozeß in Gang gekommen ist. (Für weiterführende Lektüre: Scheffer 1981, 1988, 1990)

Die Bachblüten werden im folgenden nach ihrem jeweiligen Wirkungsprinzip charakterisiert: bei welchen negativen Gefühlen sie angezeigt sind (die Psyche befindet sich in Disharmonie) und welcher Behandlungserfolg durch Einnahme der betreffenden Bachblüte eintreten wird (die Psyche befindet sich dann wieder in Harmonie).

1. Agrimony
Disharmonie: vorgetäuschte Sorglosigkeit, Verdrängen von Konflikten.
Harmonie: Konfliktfähigkeit, echte Lebensfreude.

2. Aspen
Disharmonie: unbewußte Befürchtungen, fehlendes Urvertrauen.
Harmonie: Furchtlosigkeit, Zuversicht.

3. Beech
Disharmonie: intolerant, überkritisch, Unzufriedenheit.
Harmonie: verständnisvoll, tolerant.

4. Centaury
Disharmonie: schwach und gutmütig, man fühlt sich ausgenutzt.
Harmonie: man kann nein sagen, Selbstbestimmung.

5. Cerato
Disharmonie: ständig um Rat suchend, mangelndes Selbstvertrauen.
Harmonie: Vertrauen auf die innere Stimme, Intuition.

6. Cherry Plum
Disharmonie: Angst vor Kurzschlußhandlungen, kann nicht loslassen.
Harmonie: Offenheit, ausgeglichen, kann sich gehen lassen.

7. Chestnut Bud
Disharmonie: lernt nicht aus Fehlern, macht immer die gleichen Fehler.
Harmonie: Lernbereitschaft, Lernfähigkeit.

8. Chicory
Disharmonie: dankerwartend, besitzergreifend, klammernd.
Harmonie: offenherzig, selbstlose Liebe.

9. Clematis
Disharmonie: Tagträumer, zukunftsgerichtet, unaufmerksam.
Harmonie: realitätsbezogen, geerdet, schöpferischer Idealismus.

10. Crab Apple
Disharmonie: Reinlichkeitsfanatiker, übergenau, Detailkrämer.
Harmonie: fühlt sich rein, innere Ordnung, Vollkommenheit.

11. Elm
Disharmonie: vorübergehende Verunsicherung, Überforderungsgefühl.
Harmonie: Kraft aus der momentanen Schwäche, Verantwortung.

12. Gentian
Disharmonie: entmutigt, pessimistisch, skeptisch, zweifelnd.
Harmonie: Gottvertrauen, Sinn des Lebens wiederfinden.

13. Gorse
Disharmonie: hoffnungslos, verzweifelt, Resignation, Selbstaufgabe.
Harmonie: voller Hoffnung, hoffen auf Besserung, Vertrauen.

14. Heather
Disharmonie: geltungsbedürftig, redet viel „das bedürftige Kleinkind".
Harmonie: einfühlsam, in sich ruhend, Hilfsbereitschaft

15. Holly
Disharmonie: eifersüchtig, neidisch, Mißtrauen, irritierte Gefühle.
Harmonie: bedingungslose Liebe, Toleranz

16. Honeysuckle
Disharmonie: Sehnsucht nach Vergangenem, geistig abwesend.
Harmonie: Gegenwartsinteresse, wandlungsfähig.

17. Hornbeam
Disharmonie: fühlt sich zu schwach, geistiges Durchhängen.
Harmonie: geistige Frische und Tatkraft, innere Lebendigkeit.

18. Impatiens
Disharmonie: ungeduldig, alles muß schnell gehen, leicht gereizt.
Harmonie: geduldig, sanftmütig, mitfühlend.

19. Larch
Disharmonie: mangelndes Selbstvertrauen, Minderwertigkeitsgefühl.
Harmonie: gesteigertes Selbstwertgefühl, mehr Selbstvertrauen.

20. Mimulus
Disharmonie: Angst vor Bestimmtem, viele kleine Ängstlichkeiten.
Harmonie: Tapferkeit und Vertrauen, ohne Angst, Lebensfreude.

21. Mustard
Disharmonie: plötzliche Traurigkeit ohne erkennbare Ursache.
Harmonie: Frohsinn und Heiterkeit, Lebensfreude.

22. Oak
Disharmonie: unermüdlicher Kämpfer, gibt nicht auf, übermäßig pflichtbewußt.
Harmonie: Kraft und Ausdauer, standhaft mit Vernunft.

23. Olive
Disharmonie: mangelnde Lebensenergie, alles ist zuviel, Erschöpfung.
Harmonie: neue Lebenskraft, wieder im Gleichgewicht.

24. Pine
Disharmonie: Schuldgefühle, Selbstvorwürfe, mag sich nicht.
Harmonie: Reue und Verzeihen, innere Befreiung, Selbstliebe.

25. Red Chestnut
Disharmonie: übertriebene Besorgnis um andere, selber nicht wichtig.
Harmonie: Fürsorge und Gelassenheit, positives Denken.

26. Rock Rose
Disharmonie: akute Panikgefühle, innere Terrorgefühle.
Harmonie: mutig, Standfestigkeit, geistige Kraft, Vertrauen.

27. Rock Water
Disharmonie: überdiszipliniert, zu hart zu sich selbst, mag sich nicht.
Harmonie: anpassungsfähig, flexibel, innere Freiheit.

28. Scleranthus
Disharmonie   unschlüssig, sprunghaft, unausgeglichen.
Harmonie: Entschlußkraft, innere Ausgeglichenheit.

29. Star of Bethlehem
Disharmonie: altes körperliches oder seelisches Trauma.
Harmonie: seelischer Balsam, Heilung, Aufarbeitung alter Traumen.

30. Sweet Chestnut
Disharmonie: innere Ausweglosigkeit, Verzweiflung.
Harmonie: Erlösung, neuer Mut, man sieht wieder Licht im Dunkel.

31. Vervain
Disharmonie: übereifrig, fanatisch, Raubbau mit den eigenen Kräften.
Harmonie: toleranter, disziplinierter im Umgang mit den Kräften.

32. Vine
Disharmonie: rücksichtslose Willensdurchsetzung, dominierend.
Harmonie: natürliche Autorität, Überzeugungskraft.

33. Walnut
Disharmonie: beeinflußbar, Verunsicherung in neuen Lebensphasen.
Harmonie: erleichterter unbefangener Neubeginn.

34. Water Violet
Disharmonie: Reserviertheit, Überlegenheitsgefühl, zieht sich zurück.
Harmonie: Demut, Weisheit, geht auf andere zu.

35. White Chestnut
Disharmonie: quälende Gedanken, innere Selbstgespräche und Dialoge.
Harmonie: geistige Ruhe, konzentrierte Gedankenkraft

36. Wild Oat
Disharmonie: unklares Lebensziel, unzufrieden, keine Zielvorstellung.
Harmonie: Selbstfindung und Verwirklichung, Zielstrebigkeit.

37. Wild Rose
Disharmonie: apathische Resignation, teilnahmslos, „Null Bock".
Harmonie: wieder Lebensfreude, innere Motivation, „neuer Schwung".

38. Willow
Disharmonie: grollen mit dem Schicksal, verbittert, „warum ich?".
Harmonie: Selbstverantwortung, Meister des eigenen Schicksals.

Folgende von Dr. Bach erarbeitete Einteilung ermöglicht Ihnen das schnellere Auffinden der benötigten Bachblüten oder grenzt die Anzahl der zu testenden Blüten ein.

Bei angstvollen Reaktionen:
2. Aspen, 6. Cherry Plum, 20. Mimulus, 25. Red Chestnut, 26. Rock Rose

Bei Verunsicherung:
5. Cerato, 12. Gentian, 13. Gorse, 17. Hornbeam, 28. Scleranthus, 36. Wild Oat

Bei Interesselosigkeit, zuwenig in der Gegenwart:
7. Chestnut Bud, 9. Clematis, 16. Honeysuckle, 21. Mustard, 35. White Chestnut, 37. Wilde Rose

Bei innerem Rückzug, Einsamkeitsproblematik, Isolation:
14. Heather, 18. Impatiens, 34. Water Violet

Bei Überempfindlichkeit und Abgrenzungsproblemen:
1. Agrimony, 4. Centaury, 15. Holly, 33. Walnut

Bei Mutlosigkeit und Verzweiflung:
10. Crab Apple, 11. Elm, 19. Larch, 22. Oak, 24. Pine, 29. Star of Bethlehem, 30. Sweet Chestnut, 38. Willow

Bei übertriebenem Verhalten, wenn man zu viel will:
3. Beech, 8. Chicory, 27. Rock Water, 31. Vervain, 32. Vine

Empfehlung: Mit der Bach-Blüten-therapie können Sie seelische Un-gleichgewichte in Harmonie über-leiten. Sie geben Ihnen die Möglich-keit zur seelischen Reinigung.

5. Geistige Gesundheit

Die Weltgesundheitsorganisation versteht unter Gesundheit einen Zustand des körperlichen, seelischen, geistigen und sozialen Wohlbefindens. Neben einem vitalen, beschwerdefreien Körper, einem normal entwickelten Seelenleben und einem reifen Sozialverhalten sowie gelungener Kommunikation gehört also auch ein voll funktionstüchtiger geistiger „Apparat" dazu. Mit diesem wollen wir uns nun näher beschäftigen: mit den Bedingungen für optimales Wahrnehmen, Denken, Lernen, Erinnern. Ein gesunder Körper stellt einen wichtigen Baustein für die Entwicklung eines gesunden Geistes dar. Dieser Geist ist trainierbar und sollte nicht vernachlässigt werden. Wer selbst täglich an sich arbeitet, und wenn es auch nur zehn Minuten sind, wird feststellen, wie rasant sich geistige Prozesse positiv verändern und damit zur Stärkung der geistigen Gesundheit beitragen. Mit Hilfe des kinesiologischen Muskeltests können die Schwerpunkte Ihres Handelns optimal für Sie bestimmt werden. Als persönliches Angebot an Sie wurden wieder Themen ausgewählt, die unserer Meinung nach bedeutsam die geistige Gesundheit beeinflussen, vielleicht nicht immer die Ihnen bekannten üblichen Standardthemen mit dem bekannten Standardwissen, sondern ein Angebot an Sie, auch solche Fragestellungen kritisch in die persönliche geistige Gesundheitsplanung mit einzubeziehen.

5.1 Besser lernen: Ergebnisse der Gehirnforschung

Unser Wunderwerk Gehirn ist – sehr vereinfacht betrachtet – aus zwei unterschiedlichen Gehirnhälften (Hemisphären) zusammengesetzt. Nach dieser Modellvorstellung zur Erklärung der Gehirntätigkeit kommt es besonders im

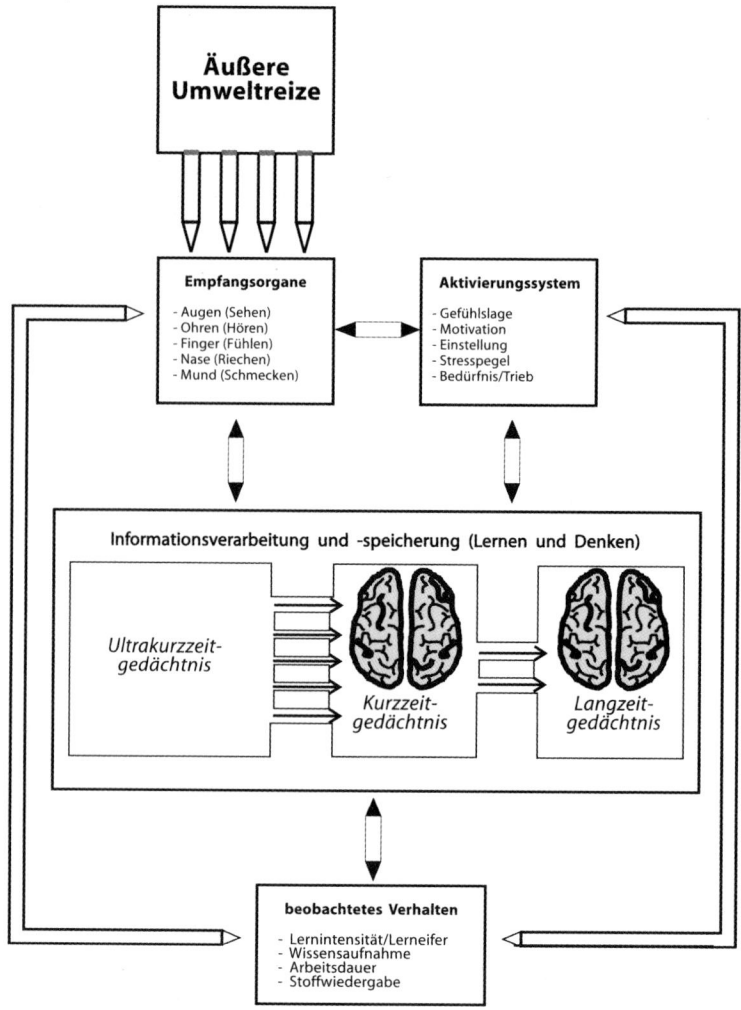

Abbildung 42: Faktoren, die unsere geistige Gesundheit beeinflussen

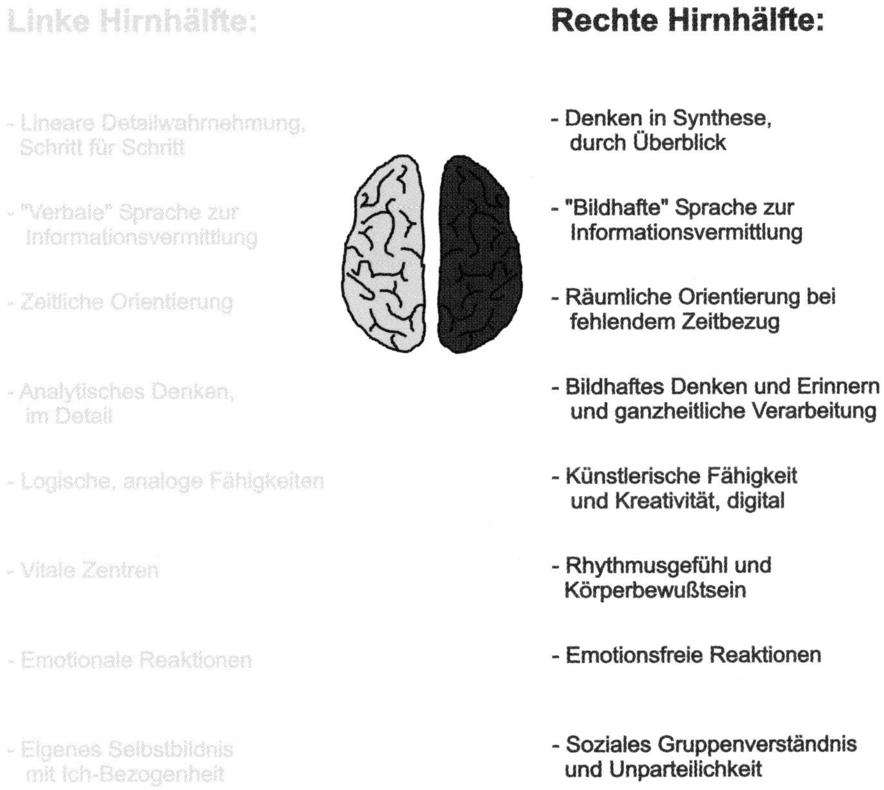

Linke Hirnhälfte: **Rechte Hirnhälfte:**

- Lineare Detailwahrnehmung,   - Denken in Synthese,
  Schritt für Schritt   durch Überblick

- "Verbale" Sprache zur   - "Bildhafte" Sprache zur
  Informationsvermittlung   Informationsvermittlung

- Zeitliche Orientierung   - Räumliche Orientierung bei
                                                      fehlendem Zeitbezug

- Analytisches Denken,   - Bildhaftes Denken und Erinnern
  im Detail   und ganzheitliche Verarbeitung

- Logische, analoge Fähigkeiten   - Künstlerische Fähigkeit
                                                      und Kreativität, digital

- Vitale Zentren   - Rhythmusgefühl und
                                                      Körperbewußtsein

- Emotionale Reaktionen   - Emotionsfreie Reaktionen

- Eigenes Selbstbildnis   - Soziales Gruppenverständnis
  mit Ich-Bezogenheit   und Unparteilichkeit

Abbildung 43: Modellvorstellung von den beiden Gehirnhälften

Bereich des Lernens auf die koordinierte Zusammenarbeit beider Gehirnhälften an. Untersuchungen bei Patienten, deren Gehirnhälften aus medizinischen Gründen operativ voneinander getrennt werden mußten, weisen auf unterschiedliche funktionelle Charakteristika der beiden Hemisphären hin: Links ist nach dieser grob vereinfachenden Einteilung der Sitz des logischen, analytischen Denkens, des Rechnens und der Sprache, rechts ist der Sitz von ganzheitlichem Wahrnehmen, Denken und Fühlen, von Musik- und Rhythmusempfinden und von Kreativität.

5.1.1 Ganzheitlich wahrnehmen nur *mit* der rechten Gehirnhälfte

Jerry Levy, ein bekannter Gehirnforscher von der Universität Chicago, führt zur Funktion der rechten Gehirnhälfte aus: „Die Wahrnehmung dieser Gehirnhälfte ist ganzheitlich und erfordert nicht die Zerlegung von Dingen in ihre Einzelteile. Wir erkennen ein Gesicht sofort, aber nur sehr wenige Leute, mit Ausnahme von Schriftstellern, sind in der Lage, verbal zu beschreiben, wie jemand aussieht." (Levy 1985) Er kommt zu dem Schluß, daß gerade Patienten mit geschädigten rechten Gehirnhälften große Schwierigkeiten beim Erkennen von Gesichtern haben, manchmal selbst ihrer eigenen, obwohl sie der Sprache mächtig sind. Auf Grund dieser Erkenntnisse wird verständlich, daß zur optimalen Wissensaufnahme ein geordnetes Zusammenspiel beider Gehirnhälften entscheidend ist. Durch eine Vielzahl von Belastungen (zum Beispiel Lärm, übermäßiger Fernsehkonsum) und auf Grund fehlender Inanspruchnahme von Gehirnfunktionen kommt es heute immer häufiger zu Störungen der Gehirnintegration. Wie kann diese wiederhergestellt werden?

Der amerikanische Pädagoge Paul Dennison hat auf der Grundlage der Angewandten Kinesiologie und der Gehirnforschung ein entsprechendes Übungsprogramm entwickelt: Brain-Gym®. Diese einfachen Körperübungen und Berührungen zielen auf Integration der linken und rechten Gehirnhälfte und haben sich als überaus wirksam bei den unterschiedlichsten Lernvorgängen erwiesen. (Näheres siehe Dennison 1998)

Aus diesem Programm stellen wir im folgenden eine zentrale Übung vor: die Überkreuzbewegung.

5.1.2 Die Überkreuzbewegung

Sie beginnen diese Übung durch Zusammenführen von rechtem Arm und linkem Bein bzw. linkem Arm und rechtem Bein. Man führt diese Übung am Platz durch, man marschiert sozusagen auf der Stelle. Die Wirkung solcher einfachen Überkreuzbewegungen wird durch das zusätzliche Hinüberführen der bewegten Extremitäten auf die jeweils gegenüberliegende Körperseite (Überschreiten der Körpermittellinie), mit gleichzeitigem Kreisen der Augen, noch gesteigert. Lassen Sie zu dieser Übung Musik laufen, die Sie mögen! Probieren Sie verschiedene Rhythmen aus, um das Tempo herauszufinden, das Ihnen am angenehmsten ist. Machen Sie sich das „Überkreuztanzen" zur täglichen Gewohnheit. Sie werden schon nach wenigen Tagen von den Auswirkungen überrascht sein.

Die Überkreuzbewegung ...
– verbessert das Körperbewußtsein
– ermöglicht, klarer zu denken
– reduziert Streß
– reguliert den Blutdruck

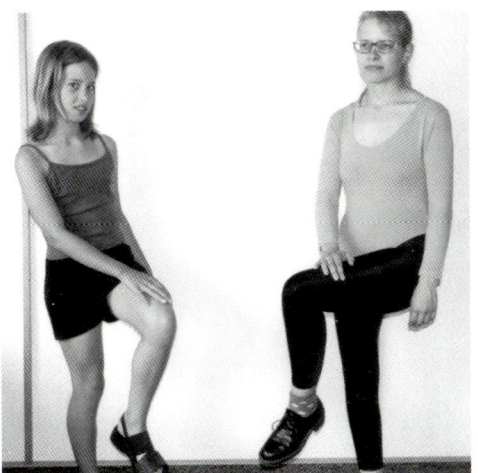

Abbildung 44: Überkreuzbewegung

- regt das Fließen der Lymphflüssigkeit an
- steigert die Fitneß
- verbessert die Gedächtnisleistung
- fördert die Koordination
- unterstützt den Kreislauf
- lockert Steifheit
  (Vgl. Rochlitz 1996)

5.2 Besser lernen: Praktische Regeln

„Was Hänschen nicht lernt, lernt Hans nimmermehr" – wenn das stimmte, dann hätten wir in unserer sich ständig verändernden Welt ein massives Problem, nämlich: neues Wissen aufzunehmen. Während unsere Eltern noch mit dem Erlernen eines Ausbildungs-

berufes ihre berufliche Existenzgrundlage über die gesamte Lebensarbeitszeit ermöglichten, müssen wir uns heute mit der Tatsache auseinandersetzen, daß unser angeeignetes Berufswissen für maximal zehn Jahre einsetzbar ist; danach befinden wir uns wieder im Informations- und Wissensdefizit. Das gesamte Weltwissen verdoppelt sich alle vier bis sechs Jahre. Aufgrund der Vielzahl von vorhandenen Informationen herrscht eine absurde Situation vor: Informationsarmut im Informationsüberfluß! Für uns alle bedeutet diese Entwicklung, daß ein lebenslanges Lernen notwendig sein wird. Während in den letzten Jahrzehnten mehr Spezialwissen bei Experten gefordert war, werden wir uns in der Zukunft hin in Richtung des Generalisten entwickeln, für den es darum geht, von allen beteiligten Bereichen die notwendigen Grundlagen zu beherrschen, um die Gesamtstrukturen im vernetzten System (siehe Kapitel 6) der Gesellschaft und Wirtschaft erfassen zu können. Und das auch auf die Gefahr hin, nicht mehr alle einzelnen Detailbausteine im Fachgebiet zu kennen. Robert H. Heinlein beschreibt die Anforderungen an lebenstüchtige Personen folgendermaßen: Ein menschliches Wesen sollte in der Lage sein, ...
- eine Windel zu wechseln,
- ein Schwein zu schlachten,
- ein Schiff zu steuern,
- ein Gebäude zu planen,

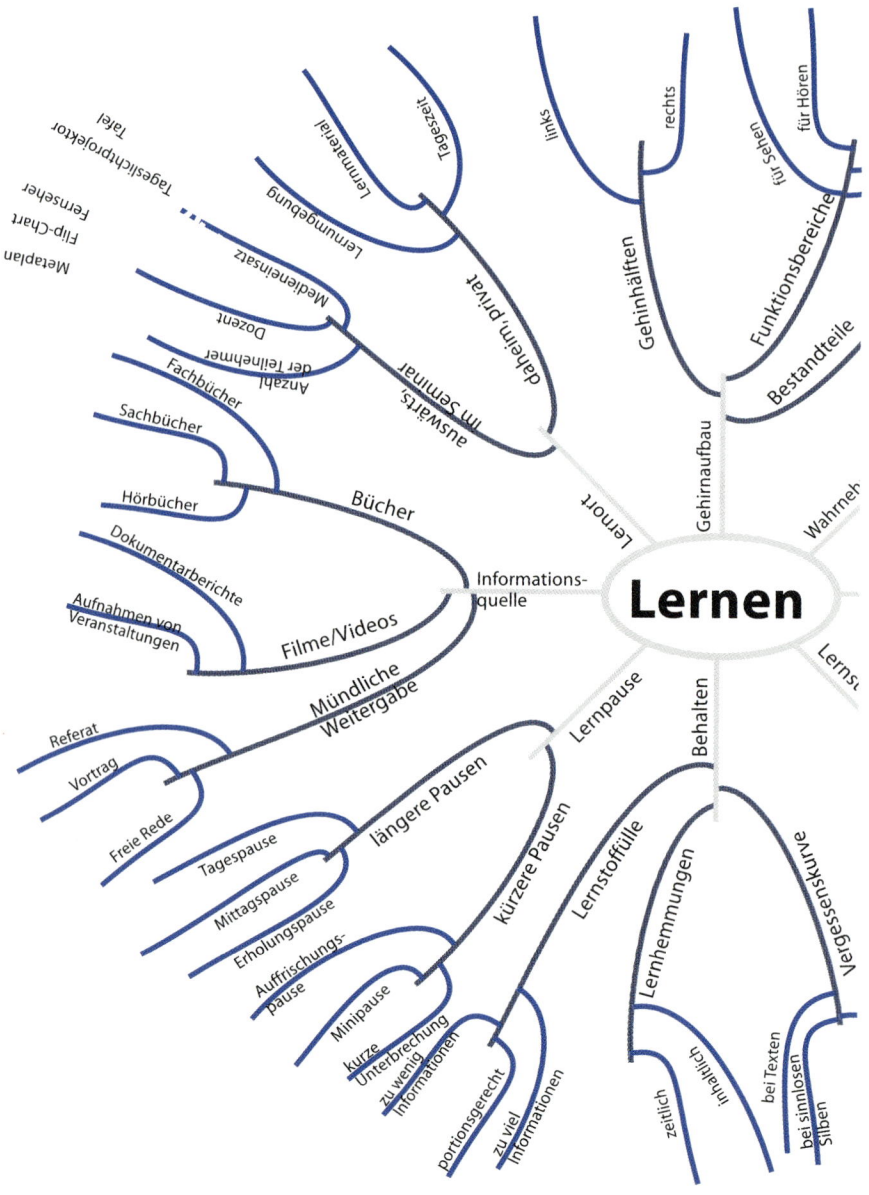

Abbildung 45: Lernen

Diese Karte entnahm ich dem Buch:

_____

Ich möchte das Gesamtprogramm der VAK Verlags GmbH und das Kursangebot des Instituts für Angewandte Kinesiologie GmbH kennenlernen.

Mein Kommentar zu diesem Buch:

_____

Ich interessiere mich besonders für:

- ☐ Alternative Heilmethoden
- ☐ Brain-Gym®/Edu-Kinestetik/ Neues Lernen
- ☐ Fortbildung für professionelle Therapeuten
- ☐ Gehirnforschung
- ☐ Kinesiologie in der Zahnheilkunde
- ☐ Körpertherapien
- ☐ Musik-Kinesiologie
- ☐ NLP
- ☐ Psychologische Kinesiologie
- ☐ Selbsterfahrung
- ☐ Sport-Kinesiologie
- ☐ Streßabbau
- ☐ Touch For Health

Institut für Angewandte
Kinesiologie GmbH und
VAK Verlags GmbH

Eschbachstraße 5
D-79199 Kirchzarten
bei Freiburg

Absender:

Beruf:

Telefon:

Ich bitte um Zusendung

☐ des aktuellen VAK-Verlagsprogramms (kostenlos)

☐ des IAK-Kursprogramms (bitte mit 3,– DM frankierten
A4-Rückumschlag beilegen)

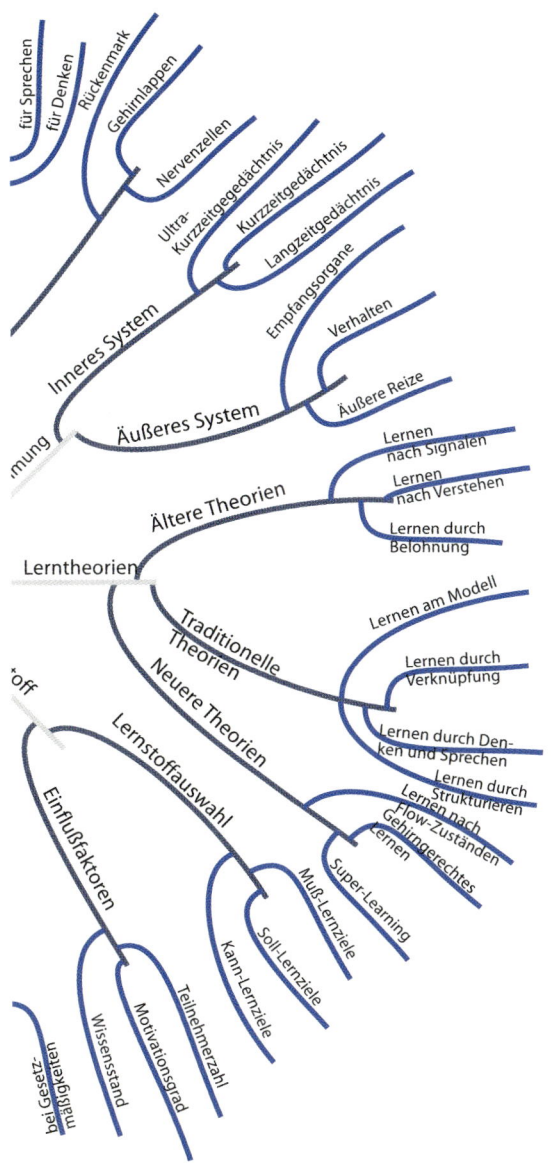

- ein Sonett zu schreiben,
- Konten abzuschließen,
- eine Mauer zu bauen,
- ein Menschenleben zu retten,
- die Sterbenden zu trösten,
- Befehle anzunehmen und zu geben,
- zusammenzuarbeiten,
- allein tätig zu werden,
- Gleichungen zu lösen,
- ein neues Problem zu analysieren,
- den Boden landwirtschaftlich zu bearbeiten
- einen Computer zu bedienen
- ein schmackhaftes Mahl zu bereiten,
- wirkungsvoll und ehrlich zu handeln bzw. zu kämpfen und
- nach einem erfüllten Leben tapfer zu sterben.

Heinlein kommt zu dem Schluß, daß Spezialisierung nur für Insekten taugt, nicht für Menschen in Verantwortung. (Seine Liste wurde von den Autoren hier modifiziert.)

Durch Beachten der nachfolgenden Lernregeln läßt sich das eigene Lernverhalten mit Erfolg verbessern:

1. Je weniger Lernmaterial pro Übungseinheit zum Lernen ausgewählt wird, desto besser sind die Lernergebnisse.
2. „Überlernen" (das heißt mehr als 100 Prozent) ist nicht möglich, zeitlich aufwendiger und bringt keine besseren Lernergebnisse.
3. Schnell angeeignetes Wissen wird nicht so dauerhaft behalten wie langsam erarbeitetes Wissen.
4. Lernstoff, der kraft aktiver Denkarbeit angeeignet wurde, wird dauerhafter behalten als derjenige Lernstoff, der „nur" auswendig gelernt wurde.
5. Strukturiertes, geordnetes Lernmaterial wird besser aufgenommen und verarbeitet als unstrukturiertes Lernmaterial.
6. Eine angenehme Lernatmosphäre wirkt sich positiv auf den Lernprozeß aus.
7. Nach einem erfolgten Lernprozeß beginnt das „Vergessen". Am Anfang wird relativ viel „vergessen". Mit fortschreitendem Zeitablauf verringert sich der „Vergessensprozeß".
8. Je ähnlicher zwei aufeinander folgende Lernstoffe sind, desto größer ist die Lernhemmung im Gehirn des Menschen.
9. Je schneller zwei Lernstoffe aufeinander folgen, desto stärker sind die zu erwartenden Lernhemmungen.
10. Unsere Konzentrationsfähigkeit ist relativ begrenzt. Pausen vermindern den Konzentrationsverlust und steigern unsere geistige Aufnahmekapazität.
11. Am Vormittag wird besser gelernt als am Nachmittag oder gar am Abend. Der Lernstoff und die Lernpausen müssen der Tageszeit angepaßt sein.
12. Ausgeschlafen lernt man besser, als wenn man müde ist.
13. Beim Lernen vor dem Schlafengehen wird weniger vergessen als beim Lernen während des Tages.
14. Lernen ist eine persönliche Einstellungsfrage und keine Intelligenzfrage.
15. Lernen kann in jedem Alter erfolgreich praktiziert werden.

(Birkholz & Dobler 1995)

Wichtig: Lernen ist wie Rudern gegen den Strom. Wer aufhört (zu rudern, zu lernen), der treibt unweigerlich zurück!

5.3 Gehirn-Jogging – Fitneßtraining fürs Gehirn

Zur Erhaltung der Vitalität ist nicht nur körperliches Ausgleichstraining notwendig, sondern auch das kontinuierliche Trainieren von Geist und Gedächtnis. Wer geistig verkümmert, der altert schneller. Ein Forscherteam des Instituts für Kybernetik in Paderborn hat ein einfaches Rezept für ein langes und erfülltes Leben gefunden. Es heißt: „Gehirn-Jogging". Hierbei handelt es sich um ein umfassendes Übungsprogramm, das in spielerischer Weise, bei einem Zeitaufwand von täglich zehn Minuten, Geist und Gedächtnis schult und einem frühen Leistungsverlust vorbeugt. (Lehr 1984) Mit unterschiedlichen Aufgaben werden die funktionellen Gehirnareale besonders intensiv bearbeitet, zum Beispiel das Erkennen von Gesetzmäßigkeiten in Zahlen- und Buchstabenkolonnen usw. Das Gehirn-Jogging stellt unter der Vielzahl existierender Gedächtnisprogramme ein praxisorientiertes und einfaches Übungsverfahren dar, weshalb es auch in dieses Buch aufgenommen wurde. In einer im Kapitel 7 zusammengestellten speziellen Checkliste können Sie über den kinesiologischen Muskeltest Ihre derzeitigen Schwachpunkte abfragen und ein auf Sie abgestimmtes Trainingsprogramm zusammenstellen.

Sicherlich haben auch Sie schon bemerkt, daß zum Beispiel nach einem längeren Urlaub oder einem längeren Krankenhausaufenthalt ein deutliches Nachlassen der geistigen Fähigkeiten eingetreten ist. Man konnte dabei sogar ein deutliches Absinken des Intelligenzquotienten feststellen. Auch bei den Astronauten wurden solche Beob-

achtungen gemacht. Nach dem derzeitigen Wissensstand können Heute können diese Störungen durch das Gehirn-Jogging abgefangen werden.

> **Empfehlung: Fit bis in das hohe Alter – das kann jeder durch aktives Gehirntraining erreichen!**

5.4 Biorhythmus – Wegweiser zu besseren Leistungen

Sicher haben auch Sie schon die Höhen und Tiefen Ihrer Leistungskurve beobachtet und bemerkt, daß nicht an allen Tagen Bestleistungen zu erzielen sind. Es gibt Tage, da verfällt man in Depressionen, fühlt sich körperlich nicht fit, ist vergeßlich, macht Fehler, die einem sonst normalerweise nicht unterlaufen, oder ist anfälliger für Krankheiten und sonstige Mißgeschicke. Solche Beobachtungen machten auch die deutschen Forscher Wilhelm Fließ (1858–1928) und Hermann Swoboda (1873–1963). Sie konnten durch ihre Untersuchungen nachweisen, daß die Schwankungen von Geist und Körper und Gefühl nicht zufällig und ungeordnet verlaufen, sondern in gleichmäßigen Intervallen, die im Augenblick der Geburt beginnen und sich über das ganze Leben hinweg fortsetzen. Dieses

Phänomen, daß manche unserer Lebensvorgänge in einem bestimmten tages- oder jahreszeitlichen Rhythmus ablaufen, nennt man Biorhythmus. *Die Intervalldauer und die Eigenschaften dieses Rhythmus sind bei Körper, Seele und Geist verschieden:*

Körperlicher Rhythmus

Dauer: Zyklus von 23 Tagen.
Einfluß: Er beeinflußt das körperliche Wohlbefinden, die Körperkraft, die körperliche Leistungsfähigkeit, die Ausdauer, die Belastbarkeit, die Widerstandskraft, die Schnelligkeit sowie die Energie, den Unternehmungsgeist, den Tatendrang, das Selbstvertrauen und den Mut.

Seelischer Rhythmus

Dauer: Zyklus von 28 Tagen.
Einfluß: Er nimmt auch Einfluß auf das körperliche Wohlbefinden, aber nicht so stark wie der körperliche Rhythmus. Im besonderen Maße wirkt er auf die seelischen Vorgänge wie zum Beispiel das Gefühl, die Stimmung, das Gemüt, die Empfindungsfähigkeit, das Einfühlungsvermögen, die Kontaktfähigkeit, die Harmonie, die moralische Kraft, das Selbstbewußtsein, die Zusammenarbeit, die Kunst, die Intuition, die schöpferische Fähigkeit und die Lebenseinstellung.

Geistiger Rhythmus

Dauer: Zyklus von 33 Tagen.
Einfluß: Er wirkt ein auf die geistigen Kräfte, die Reaktionsschnelligkeit, die Auffassungsgabe, die Konzentrationsfähigkeit, das Erinnerungsvermögen, das Lernverhalten, die Anpassungsfähigkeit, die Urteilskraft, die Aufmerksamkeit und das logische, bewußte Denken.

Die erste Hälfte des Zyklus bezeichnet man als „Plusphase", die zweite Hälfte als „Minusphase". In der Plusphase ist der Einfluß des jeweiligen Rhythmus auf die angeführten Fähigkeiten oder Persönlichkeitsbereiche positiv, an den Minustagen kommen diese Fähigkeiten vermindert zur Entfaltung. An den Plustagen gibt der Körper Kraft ab (Aktivitätsphase), und an den Minustagen sammelt der Körper neue Kraft (Schonungs- und Erholungsphase).

Kritische Tage

Besondere Beachtung verdienen die Tage zu Beginn oder in der Mitte eines Zyklus (am Kreuzungspunkt mit der Null-Linie). Hier erfolgt ja ein Übergang von Minus zu Plus oder von Plus zu Minus. An diesen Tagen ist mit Fehlern in dem jeweiligen Bereich zu rechnen. Diesen Tagen sollte Ihr besonderes Augenmerk gelten. Dabei muß an diesen Tagen nicht unbedingt etwas Ungünstiges geschehen – es besteht lediglich die Neigung dazu. Diesen Gesetzmäßigkeiten können Sie sich kaum entziehen, aber Sie können sie bewußt nutzen.

Die nachstehende Übersicht gibt Auskunft über Stärken und Schwächen zu unterschiedlichen Zeitpunkten der Zyklen:

Körperlicher Rhythmus

Plusphase: Stärke und Ausdauer für körperliche Betätigung (Arbeit, Sport, Freizeit). Viel Widerstandskraft gegen Krankheiten. Günstig für Reisen, Operationen, Zahnbehandlungen, Impfungen.

Minusphase: Ruhephase, Ermüdung, Arbeitsunlust. Anfälligkeit für Krankheiten, Schmerzempfindlichkeit, gute Wirkung von Medikamenten.

Kritische Tage: Arbeitsunlust, Mißmut, Aggressivität. Beginn oder Verschlechterung von Krankheiten, besonders ausgeprägte Alkoholfolgen, körperliche Schäden, Unfallgefahr.

Seelischer Rhythmus

Plusphase: Positive Lebenseinstellung, gute Harmonie, Zusammenarbeit. Günstig für öffentliche Auftritte, Präsentationen; Freude an Geselligkeit, Bekanntschaften.

Minusphase: Negative Gefühle belasten Zusammenarbeit und zwischenmenschliche Beziehungen. Neigung zu Kontaktarmut, Eintönigkeit, evtl. Depressionen.

Kritische Tage: Spitze Bemerkungen, Streit, Frustration. Verschlechterung ei-

nes Krankheitszustands. Verlangsamte Reaktionsfähigkeit.

Geistiger Rhythmus

Plusphase: Geistige Aufgeschlossenheit, Aufnahmefähigkeit für Neues, gutes Gedächtnis, Anpassungsfähigkeit. Günstig für neue Aufgaben, Auslandsreisen, Studium ungeliebter Sachgebiete, schwierige Ausbildungsthemen, Planungen, Entscheidungen, Prüfungen.

Minusphase: Mangelnde Denk- und Konzentrationsfähigkeit. Nachlassendes Gedächtnis, mangelnde Ausdrucksfähigkeit. Günstig für Routinearbeiten, Sammeln und Einordnen, Wiederholung.

Kritische Tage: Gedächtnisschwäche. Neigung zu Fehlern und Irrtümern, geistige Kurzschlüsse, Nachlassen der Aufmerksamkeit, der Geistesgegenwart und der Reaktionsfähigkeit, Unfallgefahr.

Welche Vorteile bringt nun das Wissen um die Gesetzmäßigkeiten des Biorhythmus?

Sie können damit ...

– Ihre höchste körperliche Leistungsbereitschaft ausnutzen
– seelische Tief- und Hochphasen berücksichtigen
– Ihre geistige Schaffenskraft optimal ausnutzen
– Möglichkeiten zur Unfallverhütung wahrnehmen

- sportliche Höchstleistungen erzielen: durch biorhythmisch abgestimmtes Training
- günstige Zeitpunkte für berufliche und private Entscheidungen wählen
- Ihre Terminplanung entsprechend einrichten
- günstige Zeiten für Operationen errechnen
- praktische Lebenshilfe finden bei vorliegenden Entscheidungsalternativen für körperliche, seelische und geistige Gesundheitsfragen
- Partnerübereinstimmungsvergleiche anstellen (durch prozentuale Berechnung der ähnlichen Merkmale)
- Gruppen- oder Teamzusammenstellungen erleichtern: durch kinesiologisches Austesten von übereinstimmenden Gefühls- und Arbeitsmerkmalen (Gross 1979).

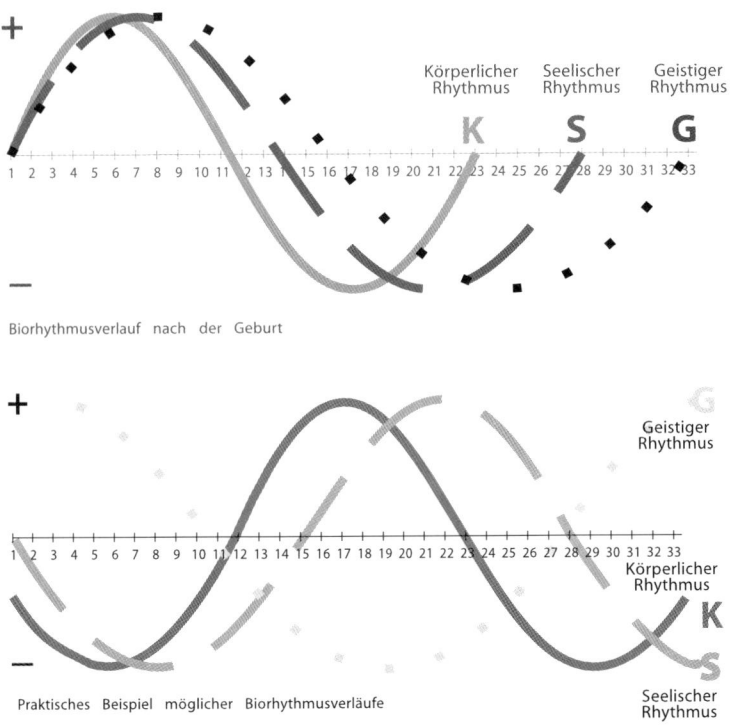

Biorhythmusverlauf nach der Geburt

Praktisches Beispiel möglicher Biorhythmusverläufe

Abbildung 46 a + b: Kurvenverläufe einiger Biorhythmen

5.5 Kommunikation erfolgreich gestalten

Schon in der griechischen und römischen Antike wurde dem gesprochenen Wort eine große Bedeutung zugemessen. Viele unserer Grunderkenntnisse haben ja ihren Ursprung in den Anschauungen und Lehren der Philosophen der Antike. Sokrates, Platon und Demosthenes haben in vielen ihrer berühmten Reden ihre Zuhörer beeindruckt und gefesselt. So wurden in jener Zeit die jungen Männer der oberen sozialen Schicht in zwei wichtigen Bereichen geschult, nämlich in der Kriegskunst und in der Redekunst, um für die damalige Zeit optimale Erfolgsvoraussetzungen zu erhalten. Wer mit dem Instrumentarium der Rhetorik umzugehen verstand, konnte im Ansehen der Bürger und in der öffentlichen Verwaltung weit nach oben kommen und Erfolg haben. Eine Anekdote aus dieser Zeit erzählt zum Beispiel von einer Auseinandersetzung, die Demosthenes, berühmter Staatsmann und Redner der Athener, mit seinem politischen Gegner Phokion, ebenfalls athenischer Staatsmann und Feldherr, führte: Einmal drohte der Feldherr mit den Worten: „Die Athener bringen dich noch um, wenn sie rasend werden!" – „Gewiß", erwiderte da Demosthenes, „und dich, wenn sie wieder bei Verstand sind!"

Wie sieht es heute aus? Heute ist das richtige Reden und Argumentieren noch viel wichtiger geworden. Rhetorische Kenntnisse und Fähigkeiten beeinflussen viele Bereiche des Alltages. Durch das gesprochene Wort tritt heute jeder in vielfältiger Art und Weise mit seinen Mitmenschen in Kontakt. Immer, wenn eine Kommunikation zwischen zwei Personen zustandekommt, spielt die Redekunst eine große Rolle. Um sich gegenüber dem Gesprächspartner positiv darzustellen, bedarf es in der heutigen Zeit eines umfangreichen rhetorischen Instrumentariums und der praktischen Übung. Im richtigen Zusammenspiel von Stimme, Satzlänge, Sprechtechnik, Einsatz des aktiven Wortschatzes, Blickkontakt, Haltung, Gestik und Mimik liegt die Erfolgsformel des eindrucksvollen, mitreißenden und überzeugenden Redners.

Viele Menschen neigen dazu, den Äußerlichkeiten (*wie* etwas gesagt wurde) einen höheren Wert beizumessen. Nicht mehr der Inhalt, sondern die persönliche Verkaufstechnik dominiert immer mehr den Eindruck beim Gesprächspartner. Das führte in den letzten Jahrzehnten dazu, daß der Schein, der nach außen gebracht wurde, oftmals mehr war als das Sein, das hinter der Aussage stand. Beispiele aus der Politik, der Wirtschaft und dem öffentlichen Leben belegen diese Entwicklung. Deshalb ist es heute mehr denn je

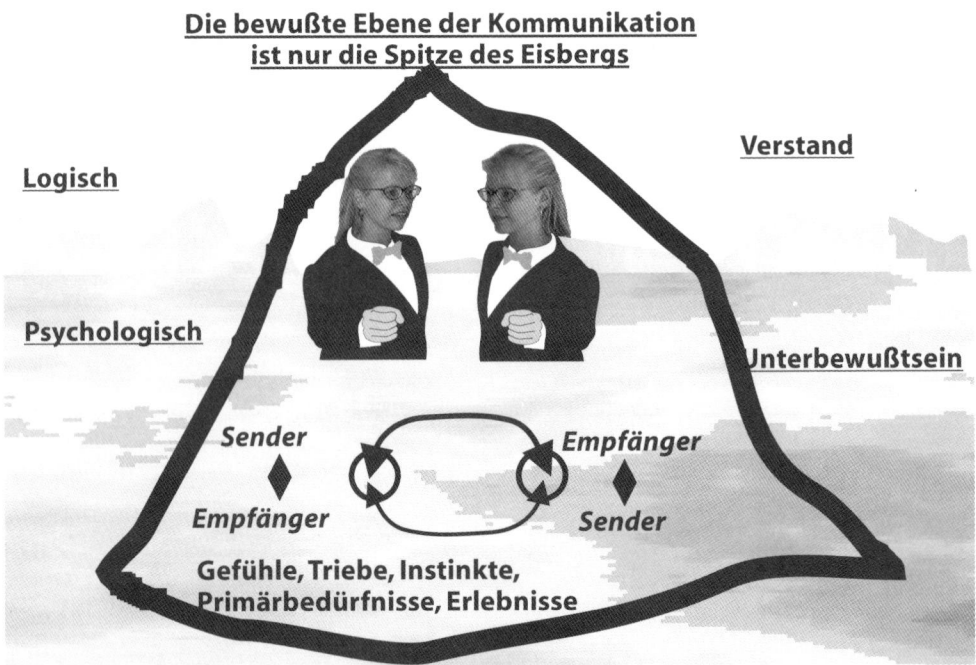

Die bewußte Ebene der Kommunikation ist nur die Spitze des Eisbergs

Abbildung 47: Die bewußte Ebene der Kommunikation ist nur die Spitze des Eisbergs

wichtig, sich nicht nur inhaltlich vom anderen positiv abzuheben, sondern sich auch nicht vom bloßen rhetorischen Wortgeplänkel täuschen zu lassen. Die Kunst, den anderen zu erkennen und sich ihm gegenüber durchzusetzen, gewinnt damit immer mehr an Bedeutung. Das alles kann aber nicht von heute auf morgen erlernt werden, sondern bedarf der intensiven Übung in speziellen Trainingssituationen. In langer Übung kann jeder seine rhetorische Befähigung zum Sprechen erreichen. Wer heute erfolgreich sein will, kann sich derartigen Bereichen nicht verschließen, sondern muß frühzeitig die Bekanntschaft mit der Rhetorik und damit die Herausforderung durch Gleichgesinnte suchen.

Menschen mit Kommunikationsschwierigkeiten kompensieren diese Störung durch Vereinsamung und

Krankheit. Kommt dann noch ein geringes Selbstwertgefühl dazu, sind psychosomatische und schwerere Störungen möglich. Menschen, die offen kommunizieren, das Gespräch mit anderen suchen, reden sich ihren Frust buchstäblich „von der Seele". So behandelt zum Beispiel auch der Psychiater durch das Wort, also durch die Gesprächsführung. Die Fähigkeit zur Kommunikation ist damit eine wichtige Grundlage zur geistigen Gesundheit, für ein besseres Allgemeinbefinden im Alltag.

Damit Sie von Ihren Mitmenschen als Gesprächspartner besser akzeptiert werden und den Kommunikationsablauf „unsichtbar" mitsteuern können, empfehlen wir Ihnen die Gesprächsausrichtung auf die psychologische, *unterbewußte* Kommunikationsebene (vgl. Abb. 47), gegenüber der die Ebene der *bewußten* Ansprache nur die Spitze des Eisbergs ausmacht. Mit dem Einsatz der nachfolgenden persönlichen Kommunikationsregeln wird die Gesprächsführung auf dieser unterbewußten Gefühlsebene (Beziehungskommunikation) erreicht. Sie steht vom Gesprächserfolg her gesehen bei weitem vor der sogenannten Inhaltskommunikation:

1. Aktives Zuhören umsetzen (nicken, bestätigen).
2. Den Gesprächspartner häufig anblicken.
3. Freundliche Mimik einsetzen, um dadurch Aufgeschlossenheit und Interesse zu signalisieren.
4. Motivierende Fragen stellen.
5. Einen persönlichen Rat beim anderen einholen, ihn um seine Meinung fragen.
6. Den Gesprächspartner ausreden lassen und nicht unterbrechen, mögliche Einwände aufschieben.
7. Verständliche Ausdrucksweise benutzen, die Ihr Gegenüber auch versteht.
8. Weniger sprechen, mehr zeigen.
9. Keine Unsicherheitsformulierungen benutzen. Sprechen Sie in der Wirklichkeitsform.
10. „Schmeicheln" Sie Ihrem Gesprächspartner, wenn sich eine passende Gelegenheit dazu ergibt. Loben Sie ihn!
11. Setzen Sie eine positive Körpersprache ein.
12. Unterstützen Sie Ihre Worte durch maßvolle Gestik.
13. Lassen Sie Ihr Gegenüber reden und hören Sie aktiv zu.
14. Beantworten Sie die Fragen des Gesprächspartners eindeutig und ehrlich.
15. Schaffen Sie zu Beginn Ihres Gesprächs eine lockere und angenehme Atmosphäre. Fragen Sie nach seinem Befinden, nach der Familie, nach Hobbys, oder finden Sie im Gespräch weitere Gemeinsamkeiten, die Beziehungsaufnahme ermöglichen. Und: Fallen Sie nicht gleich mit der Tür ins Haus!

Empfehlung: Der Einsatz der Kommunikationsregeln läßt Sie Ihre natürliche Kommunikationsfähigkeit wiederentdecken und kann zu einer Erweiterung des Bekanntenkreises führen!

5.6 Zeit bewußt nutzen

Bestimmt haben Sie sich schon einmal gefragt, wie Sie Ihre Lebenszeit noch besser nutzen können. Durch Zunahme von Arbeitsaufgaben, Verpflichtungen, Freizeitaktivitäten etc. stoßen viele Menschen an persönliche Zeitgrenzen. Die Belastungsgrenze wird erreicht. Diese zwingt dann zum besseren Zeitmanagement. Wieviel Zeit wird sinnlos verbracht, zum Beispiel im Auto oder beim Warten an der Kasse, während der Bedienung beim Einkaufen, oder gar beim Fernsehen? Unsere Lebenszeitspanne ist begrenzt, unwiderruflich! Geht man von einer durchschnittlichen Lebenserwartung eines Menschen von circa 75 Jahren aus, dann verfügt jeder einzelne statistisch gesehen über circa 25.550 Tage, das entspricht 657.000 Stunden Lebenszeit. Wieviele dieser Stunden haben wir uns geärgert über sinnlose oder bedeutungslose Vorgänge, über Nachbarn, Kollegen oder Vorgesetzte, oder wieviele sind an uns einfach vorbeigezogen, ohne daß wir sie bewußt wahrge-

nommen haben? Wenn wir uns unsere begrenzte Lebenszeit vor Augen führen, gewinnen wir vielleicht (wieder) einen neuen Denkhorizont:

– zum Beispiel für ein bewußteres Leben (Wieviele Menschen schuften ein ganzes Arbeitsleben und erreichen nicht einmal das Rentenalter?)
– zum Beispiel für ein bewußteres Arbeiten (Welche sinnvollen Dinge können Sie unternehmen, um einen aktiven, erfüllten Tag positiv abzuschließen?)
– zum Beispiel für ein bewußteres Kommunizieren (Jedes Gespräch, das Sie führen, ist dann sinnvoll, es gibt keine unnützen Wortattacken oder Streitgespräche!)
– zum Beispiel für ein bewußteres Eßverhalten (Wie kann ich mit den eigenen Eßgewohnheiten dazu beitragen, meine Lebenserwartung zu erhöhen?)

Statistisch gesehen verbringt ein Deutscher circa 13 Prozent seines Lebens vor dem Fernsehapparat. Er investiert circa 15 Prozent seines Lebens für den Kauf seines Auto bzw. hält sich darin auf. 67 Stunden pro Jahr verbringt der deutsche Durchschnittsautofahrer stehend im Stau. Er arbeitet 9 Prozent seines Lebens für das Erbringen von Steuerzahlungen. Während 25 Prozent seiner Lebenszeit ist er demotiviert und zeigt ein typisches lebensverneinendes Verhalten (Streit, Auseinandersetzungen,

Die persönliche Zeitproblematik

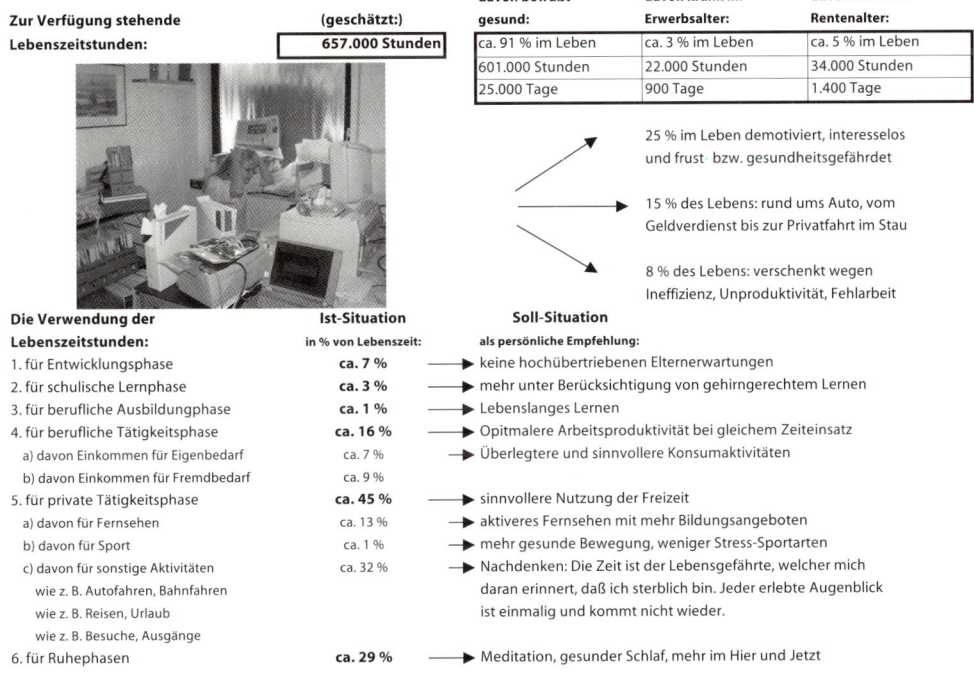

	davon bewußt gesund:	davon krank im Erwerbsalter:	davon krank im Rentenalter:
Zur Verfügung stehende Lebenszeitstunden: (geschätzt:) **657.000 Stunden**	ca. 91 % im Leben	ca. 3 % im Leben	ca. 5 % im Leben
	601.000 Stunden	22.000 Stunden	34.000 Stunden
	25.000 Tage	900 Tage	1.400 Tage

25 % im Leben demotiviert, interesselos und frust- bzw. gesundheitsgefährdet

15 % des Lebens: rund ums Auto, vom Geldverdienst bis zur Privatfahrt im Stau

8 % des Lebens: verschenkt wegen Ineffizienz, Unproduktivität, Fehlarbeit

Die Verwendung der Lebenszeitstunden:	Ist-Situation in % von Lebenszeit:	Soll-Situation als persönliche Empfehlung:
1. für Entwicklungsphase	**ca. 7 %**	keine hochübertriebenen Elternerwartungen
2. für schulische Lernphase	**ca. 3 %**	mehr unter Berücksichtigung von gehirngerechtem Lernen
3. für berufliche Ausbildungphase	**ca. 1 %**	Lebenslanges Lernen
4. für berufliche Tätigkeitsphase	**ca. 16 %**	Opitmalere Arbeitsproduktivität bei gleichem Zeiteinsatz
a) davon Einkommen für Eigenbedarf	ca. 7 %	Überlegtere und sinnvollere Konsumaktivitäten
b) davon Einkommen für Fremdbedarf	ca. 9 %	
5. für private Tätigkeitsphase	**ca. 45 %**	sinnvollere Nutzung der Freizeit
a) davon für Fernsehen	ca. 13 %	aktiveres Fernsehen mit mehr Bildungsangeboten
b) davon für Sport	ca. 1 %	mehr gesunde Bewegung, weniger Stress-Sportarten
c) davon für sonstige Aktivitäten	ca. 32 %	Nachdenken: Die Zeit ist der Lebensgefährte, welcher mich
wie z. B. Autofahren, Bahnfahren		daran erinnert, daß ich sterblich bin. Jeder erlebte Augenblick
wie z. B. Reisen, Urlaub		ist einmalig und kommt nicht wieder.
wie z. B. Besuche, Ausgänge		
6. für Ruhephasen	**ca. 29 %**	Meditation, gesunder Schlaf, mehr im Hier und Jetzt

Abbildung 48: Die Verwendung der Lebenszeitstunden

Frust, negative Gedanken, Neid, Jammern, Lebenskrisen, etc.). Für 100 Prozent an Arbeitsleistung benötigt er bis zum doppelten Aufwand an Arbeitszeit, aufgrund ineffizienter und ungeplanter Arbeitsweise. Er arbeitet mit Widerwillen im Unternehmen, um während einer geringen Zeitspanne (Freizeit) wirklich zu leben. Er sorgt sich mit quälenden Gedanken um die Zukunft, er beschäftigt sich mit Schuld-fragen der Vergangenheit. Er hofft von Mittwoch auf Samstag und von Samstag auf Mittwoch, das große Los in einer Lotterie zu ziehen. Und vielleicht wird er um so unglücklicher, je mehr er besitzt.

Empfehlung: Zeit ist mehr als Geld, Zeit bedeutet Ihr Leben. Nutzen Sie es jede Minute!

5.7 Lächeln – und das Leben wird leichter

Mit der Mimik (Gesichtsausdruck) zeigt man natürlicherweise seine innere Grundeinstellung und Stimmung nach außen. In unserer heutigen schnellebigen und hektischen Zeit haben wir es immer mehr verlernt, Gefühle zu zeigen. Durch ausdruckslose Gesichtszüge, wortkarge Gespräche, mangelnde Zuhörbereitschaft und Überbetonung des „Ich-Zustandes" ist die natürliche Gefühlsmimik stark in den Hintergrund getreten. Wer blickt den anderen schon natürlich, freundlich, verbindlich und aufmunternd an? Je geringer unsere Gesprächsdistanz zu anderen Menschen ist, desto intensiver kann die Mimik (äußerliche Gefühlsäußerung) auf unseren Gesprächspartner wirken und von ihm aufgenommen werden. Nachdenkliche Falten und Stirnrunzeln bauen Abwehrbarrieren auf, ein Lächeln wirkt dagegen positiv und aufmunternd.

Ein Lächeln kostet nichts, es erzeugt aber viel. Es bereichert jene, die es bekommen, ohne denjenigen zu schaden, die es geben! Die Erinnerung an ein Lächeln kann ewig bleiben. Niemand ist so reich, daß er es nicht doch noch gebrauchen könnte, und niemand ist so arm, daß es ihm nicht mehr helfen könnte. Es läßt sich nicht kaufen, nicht leihen, nicht stehlen, nicht erzwingen, denn es hat erst seinen Wert von dem Moment an, wo es gegeben wird. Wenn sie einer Person begegnen, die Ihnen das Lächeln, das auch Sie verdienen, nicht gibt, dann seien Sie großzügig und geben Sie dieser Person Ihres. Denn niemand braucht das Lächeln dringender als der, der dem anderen keines geben kann. Menschen erhalten immer das, was sie sich erdient haben. Wer anderen eine Freude bereitet, erhält die Freude wieder von anderen zurück, irgendwann, irgendwo, von irgend jemandem. Ein eigenes Lächeln verändert die Einstellung beim Gegenüber. Dabei müssen nicht die Zähne gezeigt werden, es reicht eine Veränderung der Mundwinkel von unten nach oben. Wer beim Telefonieren lächelt, erzeugt beim Gesprächspartner eine positivere Einschätzung und bessere Akzeptanz. Wer sich innerlich gut fühlt, lächelt unbewußt im Gespräch. Wer von der inneren Einstellung her negativ gepolt ist, wird sich ständig mit lauter vermeintlich „unangenehmen" Personen unterhalten. Zufall ist das, was uns „zufällt", weil wir es unbewußt anziehen.

Eine Untersuchung des Max-Planck-Instituts hat gezeigt, daß zuviel aufgenommenes tierisches Eiweiß Ursache für schlechte Laune sein kann. Unerklärliches Gereiztsein, häufiges Schlechtgelauntsein und Nervosität sind nach dieser Studie Folgen von zuviel Eiweiß in der Nahrung. Die Psyche

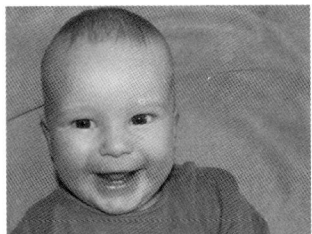 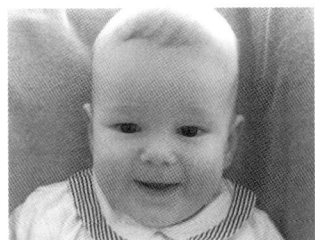 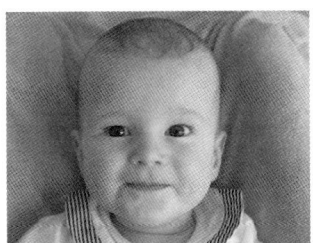

fröhlich,
ausgelassen,
überschwenglich

freudig abwartend,
vorsichtig-neugierig,
bittend-anfragend

glückselig,
beruhigt-friedvoll,
erleichtert

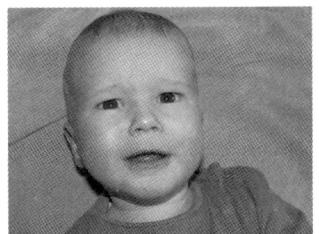 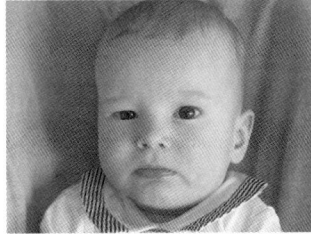 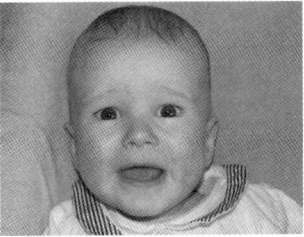

staunend,
entsetzt,
unglaublich

traurig,
müde-lustlos,
gleichgültig

ängstlich,
abwartend,
mißtrauisch bis verzweifelt

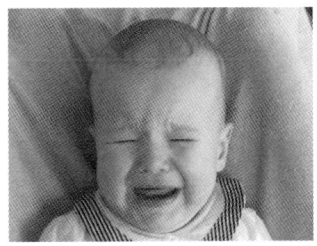 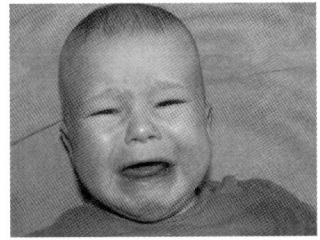 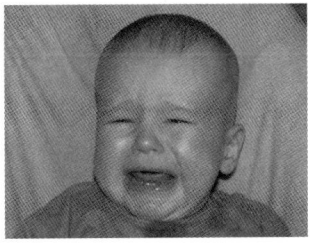

tieftraurig,
weinend,
enttäuscht

zornig-ärgerlich,
wütend,
grollend

stark grollend,
dickköpfig,
mit Kopf durch Wand

Abbildung 49: Mimik

kann anscheinend dadurch negativ beeinflußt werden. Offenbar beeinflußt zuviel Eiweiß auf bislang unbekannte Weise biochemische Abläufe im Gehirn. Bei diesen Vorgängen ist anscheinend das für das seelische Gleichgewicht zuständige Serotonin, eine Überträgersubstanz im Gehirn, von besonderer Bedeutung. (Quelle: dpa)

Außerdem scheint *Humor* eine wichtige Waffe bei der Behandlung von Krankheiten zu sein. Von schwedischen Ärzten wurde in den letzten Jahren eine Lachtherapie entwickelt, die Erfolge bei der Behandlung von Krankheiten (Depressionen, Muskelverspannungen etc.) zeigte. Der untersuchten Testgruppe wurden witzige Bücher vorgelesen, anregende Kassetten präsentiert und spaßige Videofilme gezeigt, so daß die Teilnehmer wieder lernten, Humor im Alltag höher zu bewerten. Das Ergebnis war, daß es den Patienten, die sich am meisten amüsiert hatten, nach der Therapie wohler ging als denjenigen, die weniger Spaß bei den Sitzungen empfunden hatten.

Frustration im Beruf kann aufs Herz schlagen. Unzufriedenheit am Arbeitsplatz macht krank. Wer immer wieder vergeblich um Anerkennung ringt, ist tendenziell stärker herzanfallgefährdet. Das zeigen Untersuchungen aus Deutschland. Wer bereits einen ersten Infarkt erlitten hat, ist durch solchen psychosozialen Streß besonders gefährdet, einen weiteren Herzanfall zu erleiden. Und wenn dann Kollegen auf der Karriereleiter emporklettern, bleibt beim Betroffenen die Angst, den mühsam erkämpften Platz wieder zu verlieren. Das gilt besonders, wenn es an Befugnissen mangelt. Wer andere kontrollieren kann und frei entscheiden darf, hält der Belastung besser und länger stand. Die Harmonie von Körper, Seele und Geist ist ein bedeutender Faktor der Gesunderhaltung oder des Krankwerdens. Die Einstellung zur Arbeit und damit die Festlegung der Prioritäten der beruflichen und außerberuflichen Ziele sollte von jedem gut durchdacht und in Abstimmung mit der Familie entschieden werden.

Übrigens: Beim Lächeln entspannt sich der Körper wesentlich besser als beim grimmigen Dreinblicken. Lächeln Sie also ruhig etwas öfter. Handeln wir damit entgegengesetzt zu den Menschen, die meinen, daß die natürliche Stellung der Mundwinkel gemäß dem Gesetz der Schwerkraft nach unten ausgerichtet sei!

Empfehlung: Wenn Sie morgens mit einem vom Herzen kommenden Lächeln den Tag beginnen, schaffen Sie sich für den Verlauf des Tages positiv wirkende Rahmenbedingungen im Umgang mit Menschen und Tätigkeiten!

6. Gesundes Umfeld

Unsere Welt läßt sich als komplexes und vernetztes System darstellen, das bestimmten Regelmechanismen unterworfen ist. Der Mensch als Teil dieser Welt sollte die von ihm genutzte Umwelt so pflegen, daß eine Symbiose entsteht. Begreifen wir die Umwelt von der menschlichen Logik her, dann nehmen wir die Wirklichkeit nur in Einzelbestandteilen wahr; die Folge ist, daß auch nur beschränkte Einzellösungen zu erkannten Problemen gefunden werden. Begreifen wir die Umwelt als einen hochentwickelten und komplexen Gesamtmechanismus, dann muß unser Handeln gelenkt sein durch am Ganzen orientierte Problemlösungen, aufgrund der Kenntnis der Gesamtheit der Ursachen. Man nennt das systemübergreifendes Handeln.

In einem System, dessen ganzheitliche Gesetzmäßigkeiten wir weitgehend ignorieren, weil wir das gegenseitige Wechselspiel nicht beachten, wirken wir mit unseren Maßnahmen nicht als „Entdecker", sondern als „Zerstörer". Wenn die notwendigen systemübergreifenden Handlungen das Wissen der Fachdisziplinen überfordern, dann werden die traditionellen Methoden der heutigen Wissenschaftspraxis zu keinem durchschlagenden Erfolg führen.

So beschreibt zum Beispiel das Gesetz der Summation die multiplikative Verstärkung von schädigenden Einzelreizen auf den Menschen. Die schädigenden Wirkungen eines einzelnen Reizes sind um so größer, je mehr verschiedene Belastungen zusammen auf den Menschen einwirken: So bewirkt Quecksilber im Zusammenwirken mit Dioxin, elektromagnetischen Belastungen, Spritzmitteln, Holzschutzmitteln, Weichmachern, Reinigungsmitteln, Kosmetika, allergenen Nahrungsmittel-Zusatzstoffen, Pilzbelastung des Körpers als Folge von Antibiotikabehandlungen, radioaktiv belasteter Umwelt und Ozonproblematik weit schlimmere Körperreaktionen, als

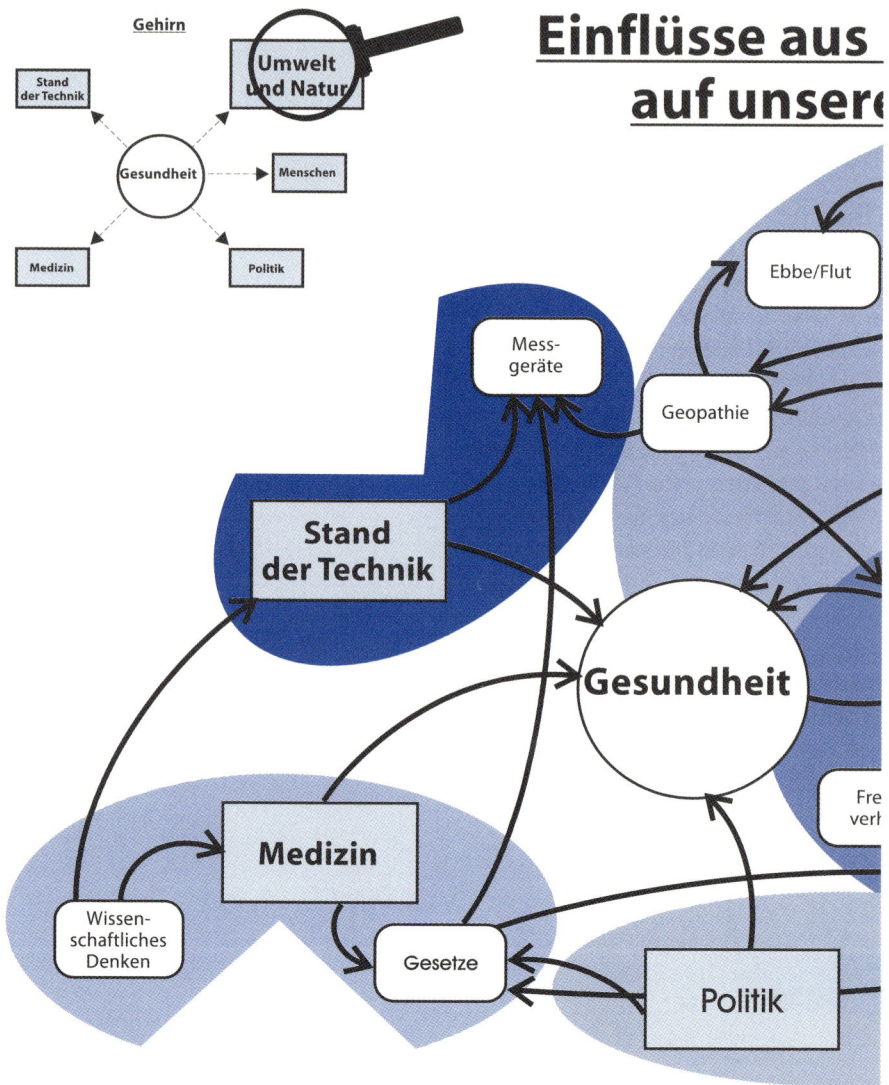

**Einflüsse aus
auf unsere**

unserem Umfeld
e Gesundheit

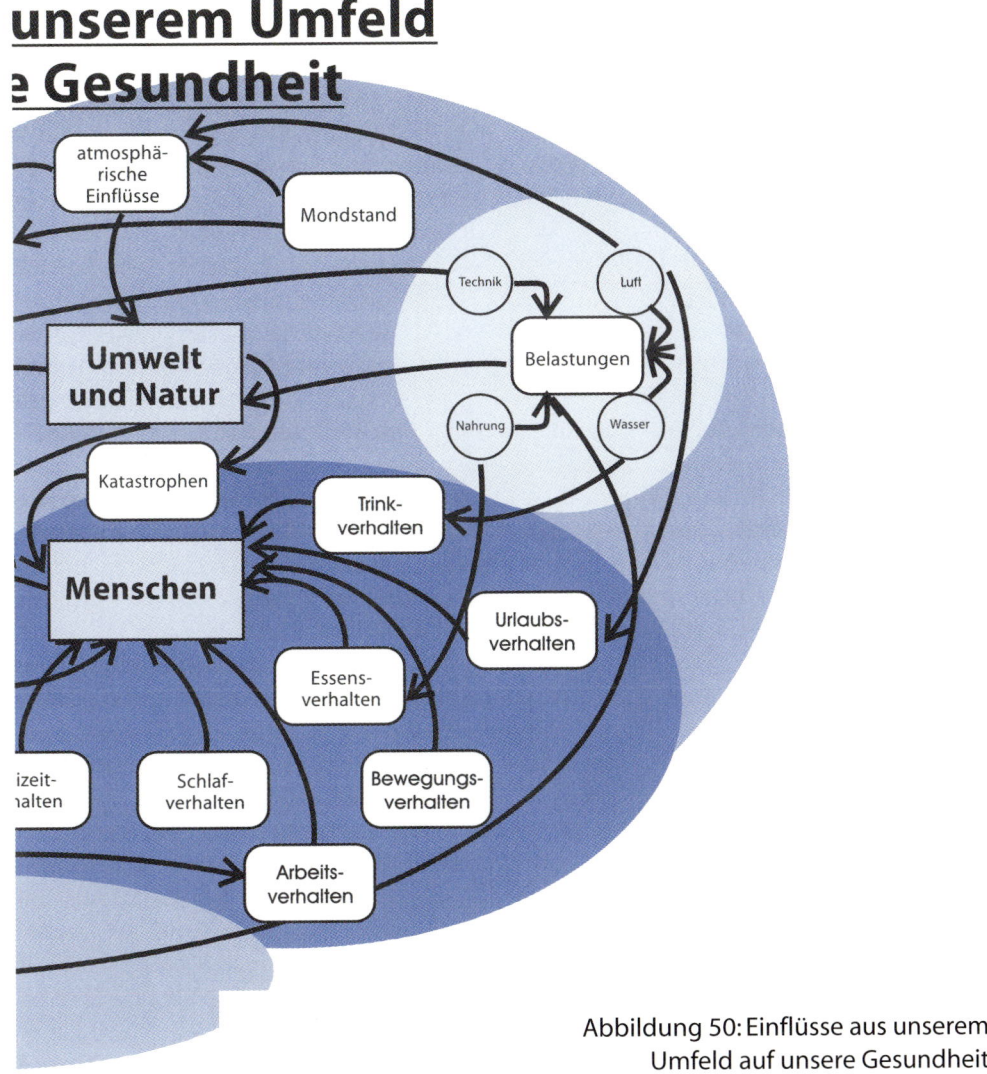

Abbildung 50: Einflüsse aus unserem
Umfeld auf unsere Gesundheit

wenn Quecksilber den Körper alleine belasten würde. Auf die Umwelt übertragen bedeutet dieser Zusammenhang: Verschiedene Umweltsünden führen in ihrer Kumulation stets zu dramatischeren Auswirkungen, als wenn jede nur einzeln wirken würde.

Jeder Eingriff des Menschen in die natürliche Umwelt führt zu einer Einzelwirkung auf das betreffende Teilsystem; das Zusammenspiel aller Teilsysteme bleibt im eingreifenden Handeln unberücksichtigt. Je nach Wirkung der Einzelmaßnahmen auf das Gesamtsystem erzeugen die natürlichen Regulationsmechanismen Wirkungen, die zu Störungen des natürlichen Gleichgewichts bis zur „Entgleisung" der Natur führen. Die Natur wird für den Menschen zur „Gefahr", der zukünftige Lebensraum wird zur Disposition gestellt. Durch Anwendung der Systemtheorie in Verbindung mit vernetztem Denken wird ein besserer Umgang mit der Umwelt in der Zukunft möglich, und die Verträglichkeit von Mensch und Natur nimmt wieder zu.

6.1 Elektrosmog und Geopathologie

6.1.1 Belastungen durch Elektrosmog und Störfelder

Viele Menschen klagen über Schlafstörungen und Störungen des vegetativen Nervensystems. Häufig können elektrische Störquellen Ursache für diese Krankheitsanzeichen sein. Auch manche nicht erklärbaren chronischen Krankheiten lassen uns nach möglichen Ursachen im Bereich der Störfelder fragen.

Störfelder sind Strahlungen, die vom Innern der Erde nach außen gerichtet sind oder von Gegenständen ausgehen und auf den Menschen wirken. Man unterscheidet heute natürliche Störquellen (Wasseradern, Globalgitter, Diagonalgitter, Benkersystem, Erdverwerfungen) und technisch bedingte Störfelder (elektromagnetisches Wechselfeld, elektrisches Feld, Funk- und Radarwellen, Mikrowellen). Bereits vor Tausenden von Jahren erkannten die hochentwickelten Kulturvölker diese Erdeinflüsse auf den Menschen. In China wurde zum Beispiel um 2300 v. Chr. von Kaiser Kuang-Jü ein Erlaß verkündet, wonach niemand ein Haus bauen durfte, dessen Grund und Boden nicht zuvor von einem Priester oder Arzt auf das Vorhandensein „böser Erdgeister" abgesucht worden ist. 1928 wurde durch den Rutengänger Freiherr von Pol in einem großen wissenschaftlichen Experiment nachgewiesen, daß ein verstrahlter Schlafplatz in direktem Zusammenhang mit dem Auftreten von Krebserkrankungen steht. (von Pol 1955) Die Wissenschaft kann heute mit Hilfe moderner Meßverfahren die Existenz derartiger Störzonen nachweisen.

Mit Beginn der technischen Nutzung der elektrischen Energie im vorigen Jahrhundert sind leider zusätzliche Belastungen für den menschlichen Körper hinzugekommen. Elektromagnetische Wechselfelder entstehen überall dort, wo elektrischer Strom fließt. Je nach Stromstärke variiert auch das erzeugte Feld. Werden dann noch magnetische Werkstoffe wie Eisen benutzt, so kann der Verstärkungsfaktor das Mehr- bis Hundertfache betragen. Besonders starke Strahler im Haus sind zum Beispiel Radiowecker, Computer, Fernseher, die bei gleichzeitigem Betrieb negative Summationseffekte erzeugen. Diese modernen Störquellen werden heute auch unter dem Begriff Elektrosmog diskutiert.

Und dieser Elektrosmog nimmt immer mehr zu. Waren es früher nur der klassische Fernseh- oder Radioapparat, so stehen wir heute vielfältigen Elektrosmog-Ursachen gegenüber. Zum Beispiel klagen derzeit Bürger gegen die weitere Errichtung von Funktürmen für die flächendeckenden D- und E-Netze. Es wurden innerhalb der letzten Jahre circa 10.000 Funkfeststationen errichtet, die das Mobilfunknetz in Deutschland noch dichter machen. Funk- und Radarwellen sind nicht an leitende Materialien gebunden. Sie werden mit einer entsprechenden Antenne in die Luft abgestrahlt. Untersuchungen haben ergeben, daß bestimmte Körperzellstrukturen und Nerven als ungewollte Empfangsantennen wirken und somit diese Energie aufnehmen. Als besonders gefährlich werden starke Handfunkgeräte und Radaranlagen eingestuft. Weltumspannende Satellitensysteme werden in der Zukunft diese Problematik noch verstärken.

Während sich die Tier- und Pflanzenwelt auf diese Strahlenarten unterschiedlich (mit Strahlenflucht oder Strahlensuche) einstellen kann, ist es dem Menschen kaum mehr möglich, solche Strahlen zu erkennen, da ihm diese Fähigkeiten verlorengegangen sind. Diese Strahlen wirken aber auf den lebendigen Organismus und können das Wohlbefinden der Menschen erheblich beeinträchtigen. Forschungsergebnisse weisen auf Veränderungen biologischer Parameter bei Pflanzen und Tieren hin. Bei Keimversuchen wurde festgestellt, daß in Störzonen relativ wenige Samen aufgehen. Ratten, die mit Krebsserum geimpft wurden, zeigten in Störfeldern eine deutliche Beschleunigung des Krankheitsverlaufs. Besonders gefährdend wirken solche Störzonen im Schlafbereich.

Anzeichen für mögliche Störzonen im Schlafbereich können sein:

- kalte Füße,
- Bedürfnis nach Heizkissen oder Wärmflaschen,
- unruhiger und nervöser Schlaf,
- ständige Müdigkeit und Energiemangel,
- Kopfschmerzen,
- Kreuzschmerzen,
- Gliederziehen,
- Herzklopfen,
- ungewöhnlich lange anhaltendes Schwitzen,
- Stoffwechselstörungen.

Hierbei handelt es sich um Symptome, die nicht zwingend und ausschließlich auf krankmachende Störzonen hinweisen, sondern auch durch andere Ursachen erzeugt werden können. Mit Hilfe des Muskeltestens können Sie jedoch die Ursachen dieser Beschwerden schnell eingrenzen.

Folgende Empfehlungen können Hilfe zur Selbsthilfe sein:

1. Austesten durch kinesiologischen Muskeltest
2. Kurzfristiges Wechseln der Schlafstelle
3. Untersuchen der Schlafstelle durch einen Fachmann mit radiästhetischen Fähigkeiten
4. Vermeiden von Elektrosmog im Schlafraum
5. Freischalten des Schlafraumes

Empfehlung: Ihr Schlafplatz, wo Sie sich im Verlauf der Nacht viele Stunden ungeschützt durch Schlaf regenerieren, sollte eine Ruhestätte und kein Streßfeld sein!

6.1.2 Elektrobiologische Hausuntersuchung

Wichtig für jedermann, besonders aber für Kranke ist es, einen energetisch ruhigen Schlafplatz zu haben, an dem sich der im Ungleichgewicht befindliche Organismus nachts wieder erholen kann. Wenn Sie Ihren Schlafplatz meßtechnisch untersuchen (lassen), finden Sie möglicherweise folgende Störfelder vor:

Elektrisches Wechselfeld
Geräte und Kabel, also alle Stromleiter, die an das elektrische Netz angeschlossen sind, strahlen auch dann ein Störfeld ab, wenn kein Strom fließt. Der Körper nimmt die Spannung des elektrischen Wechselfeldes auf, wenn er sich in dessen unmittelbarem Einflußbereich (etwa bis zu 1 m, abhängig von der Stärke des Störfeldes) befindet. Die „elektrischen" Vorgänge im Körper (deren intaktes Funktionieren die Gesundheit mitbedingt) werden dann nachhaltig gestört. Zu empfehlen ist deshalb das Abschalten der elektrischen Spannung in den entsprechenden Stromkreisen, am besten durch den Einbau eines Freischaltautomaten (Netzfrei-

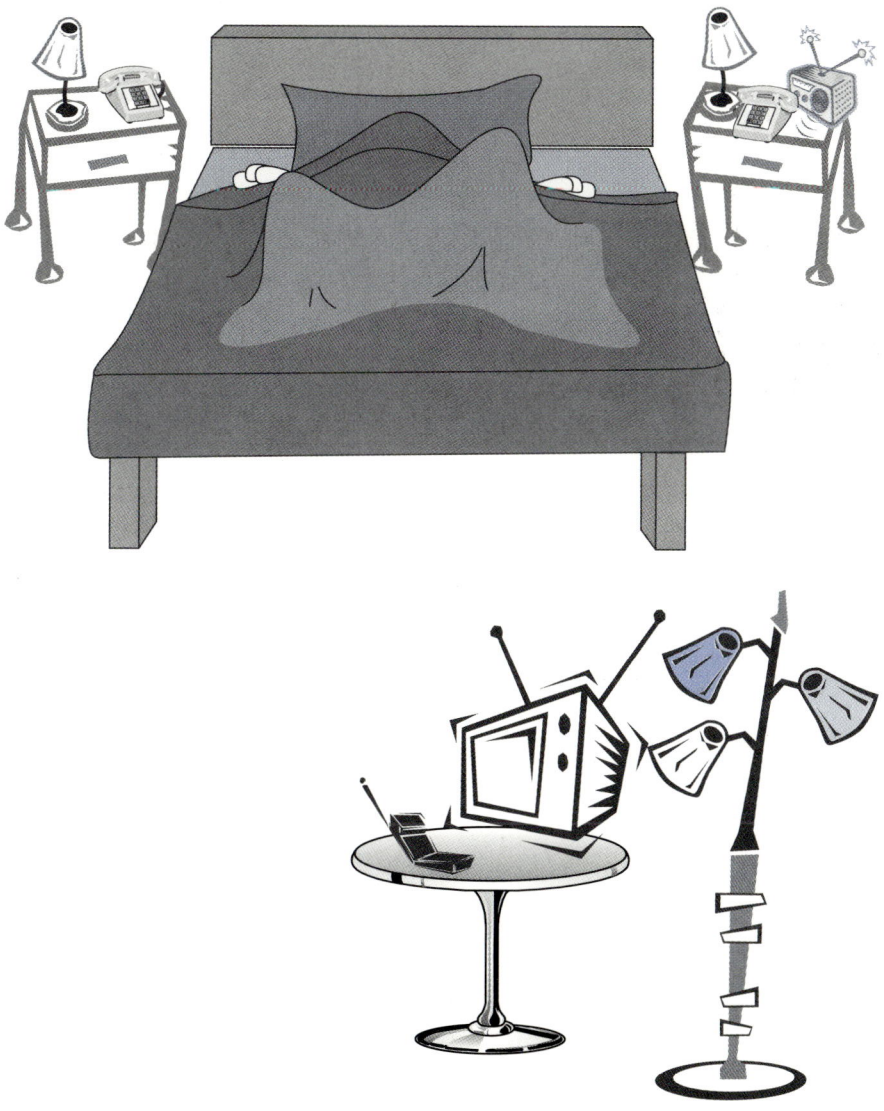

Abbildung 51: Elektrosmog

schalter). Denn im Schlafzustand reagiert der Körper besonders empfindlich auf solche Störfelder, welche im Gegensatz dazu während des Tages, im wachen Zustand, durch ständigen Platzwechsel kurzfristig unterbrochen werden können.

Magnetisches Wechselfeld
Dieses Kraftfeld baut sich nur bei eingeschaltetem Strom auf, also wenn ein elektrisches Gerät in Betrieb ist. Magnetische Wechselfelder können stark immunschwächend wirken und die Ausschüttung von Gehirnüberträgerstoff senken. Sie stellen einen gravierenden Streß für den Körper dar und sind deshalb stark gesundheitsschädlich, insbesondere während der körperlichen Ruhephasen. Auch hier kann durch die Installation eines Netzfreischalters die Beseitigung des magnetischen Wechselfeldes erreicht werden.

Statisches Magnetfeld
Der im Schlaf ruhende Körper sollte nur dem statischen Magnetfeld der Erde ausgesetzt sein, und dieses sollte nicht von anderen Magnetfeldern überlagert werden. Bei magnetisierten Metallteilen wie zum Beispiel Matratzen, Bettrahmen, Stahlträger im Mauerwerk und ähnlichem ist eine solche Überlagerung möglicherweise anzutreffen. Diese Überlagerungen führen zu Stärkeschwankungen des Magnetfeldes. Diese Magnetfeldschwankungen er-

zeugen nervlich verursachte Unruhezustände im Körper mit der Folge, daß der Mensch sich nachts nicht oder nur noch ungenügend erholen kann. Je nachdem, wie stark das Magnetfeld schwankt, können auch Organe beeinträchtigt werden. Man mißt die Abweichung zum Beispiel der Matratze vom geographischen Nordpol. Auch der kinesiologische Muskeltest („Mehr als 1 Grad Abweichung?") kann zur Messung eingesetzt werden. Eine Abweichung der Kompaßnadel um 2 Grad sollte nicht überschritten werden, damit der Körper energetisch zur Ruhe kommen kann. Bei Abweichungen von 10 Grad können Gesundheitsstörungen auftreten. Bei der Sanierung von Schwankungen des statischen Magnetfelds müssen die Verursacher beseitigt werden: Federkernmatratze, Lautsprecher, Sprungfederrahmen, Eisenteile, Metallinstallationen oder ähnliches. Liegt die Ursache direkt am Bett und ist das Entfernen der Ursache nicht möglich, dann muß eine Verschiebung des Bettes erfolgen.

Elektrisches Gleichfeld
Körperliches Wohlbefinden und Gesundheit sind auch von klimatischen Gegebenheiten abhängig. Bei einer Föhnwetterlage fühlt man sich in der Regel schlechter als an der See, bei frischer Luft, Sonnenschein und Wind. Ursache dieser unterschiedlichen Befindlichkeiten ist das jeweilige Verhält-

nis zwischen negativen und positiven Ionen in der Luft. Das gesunde Klima an der See oder im Gebirge, bei Sonnenschein und frischer Brise, ist durch einen Überhang an negativen Ionen charakterisiert, die Föhnwetterlage und Schwüle in der Luft durch einen Überschuß an positiven Ionen.

Im Wohnbereich entsteht *dann* ein Überhang an positiven Ionen in der Luft, mit schwülem, drückendem Raumklima, wenn sich Kunstfaser-Oberflächen von Bodenbelägen, Vorhängen, Mobiliar, Kleidung elektrostatisch aufladen. Aber auch elektrische Wechselfelder können solche Ionenverschiebungen erzeugen. Positive Ionen reichern sich in solchen Situationen am Zimmerboden an, negative dagegen an der Zimmerdecke. Wir fühlen uns dann in einer solchen Wohnung oft geradezu wie in einem See von positiv geladener elektrostatischer Gleichspannung, besonders wenn wir uns in das nah am Boden befindliche Bett legen. Dies stellt einen ständigen gesundheitlichen Streß dar, es ruft vor allem Schleimhautsymptome hervor. Die Belastungen durch erhöhte Gleichspannung werden minimiert, indem die verursachenden Materialien ausgetauscht oder bedeckt werden.

6.1.3 Anforderungen an gesunde Wohnungen

Mit den nachfolgenden Regeln für gesundes Bauen und Wohnen kann man schon in der Planungsphase wichtige Voraussetzungen für ein angenehmes Wohnklima schaffen:

1. Das Haus sollte von außen eindringende Feuchtigkeit durch ein biologisch-natürliches Dämmsystem (zum Beispiel pflanzliche Dämmaterialien wie Hanf oder tierische Dämmaterialen wie Schafwolle oder mineralische Dämmstoffe wie Steinwolle) fernhalten.

2. Die Bauweise sollte biologisch ausgerichtet sein (zum Beispiel: Grundstück störfeldarm, Holzbauweise) und zusätzlich ökologische Installation aufweisen (zum Beispiel regenerative Energiegewinnung von Wärme und Strom).

3. Es sollte eine umweltverträgliche Heiztechnik (zum Beispiel Solarwärme, Kachelofen) eingesetzt werden, die nicht nur verbraucht, sondern auch erzeugt.

4. Im Inneren des Hauses sollten elektrische Aufladungen und magnetische Störfelder nach Möglichkeit vermieden werden.

5. Einplanen sollte man: Kompostieranlage, Lagerung von verderblichen Lebensmittel, Brauchwasserrückgewinnung, regenerierbare Energiequellen.

6. Alle beim Hausbau verwendeten Bauelemente sollten atmungsaktiv sein. Natürliche Baustoffe aus einheimischem Holz ersparen lange Transportwege und unterstützen die heimische Wirtschaft.

7. Gesundes Wohnen erfordert den verstärkten Einsatz pflanzlicher Baustoffe (zum Beispiel Holz, Dachpappe, Kork)) und neutral zu bewertender Baustoffe (Kalksandsteine, Ziegelsteine, Dachziegel, Klinkersteine, Lehm).
8. Das Wohnhaus sollte für Licht und Sonne durchlässig sein (Wintergarten, Fensterglasflächen, Glastüren). Das Haus sollte eine biologisch günstige Umgebung (zum Beispiel natürliche Grünanlagen, Bäume, Laufwege im Grundstück) weder verhindern noch verändern.
9. Das Haus sollte nicht über geopathogenen Störfeldern liegen (zum Beispiel Wasseradern, Verwerfungen).

Empfehlung: Wer ein Haus bauen möchte, sollte auch dieses Vorhaben in den Dienst der Gesundheitsvorsorge stellen und die Regeln für gesundes Wohnen berücksichtigen.

6.2 Mikrowelle

In den Vereinigten Staaten ist im letzten Jahrzehnt der Mikrowellenherd erfunden worden und wird seither bei der Zubereitung von Nahrung verwendet. Diese technische Entwicklung ist in den letzten Jahren auch in Deutschland zum Einsatz gekommen. Werbemaß-nahmen der herstellenden Unternehmen und die Unterstützung durch Veröffentlichung zahlreicher Kochbücher haben dieses Gerät für den Haushalt scheinbar unentbehrlich gemacht. Seit einigen Jahren allerdings liegen Untersuchungsergebnisse vor, die auf erhebliche technische und gesundheitliche Mängel hinweisen und die Nützlichkeit und Unbedenklichkeit dieses Geräts stark in Zweifel ziehen.

Die Mikrowellenherde arbeiten mit dem technischen Mikrowellenspektrum von etwa 109 bis 1011 Hertz. Sein langwelliger Teil reicht weit in den Bereich der Radiowellen und sein kurzwelliger Teil in den Infrarotbereich hinein. Damit umfassen sie den Wellenbereich von Radio, Fernsehen, Radar, Satelliten, drahtlosem Telefon, militärischen Leitanlagen usw. Die Schädlichkeit für biologische Systeme ist seit langem bekannt und wird an den Grenzwertbestimmungen für Leckstrahlung offenkundig. Die technisch erzeugte Mikrowelle beruht auf dem Prinzip des Wechselstroms, bei dem im Ausmaß der Strahlenfrequenz Atome, Moleküle und Zellen zwischen 1 bis 1000 Umpolungen pro Sekunde durch Hin-und-her-Schwingungen erfahren. Folge dieser extremen Bewegungen sind Reibungswärme und Veränderung bzw. Zerstörung von Molekülstrukturen und Zellen.

Mit der Aufnahme solcherart veränderter Nahrungsmittel wird der

Reparaturmechanismus in lebenden Organismen eingeschränkt oder unterdrückt. Bei den sich daraus ergebenden giftigen Stoffwechsel-Endprodukten kann eine erstaunliche Ähnlichkeit zu Krebszellen festgestellt werden.

Folgende Problembereiche verdienen Beachtung:

1. Technische Leckstrahlung
Die im Einsatz sich befindlichen Geräte weisen häufig eine Leckstrahlung auf, die zu direkten gesundheitlichen Schädigungen führt: Beschwerden an Haut, Augen, Lungen (beim Ein- und Ausatmen), Drüsen, Nebennieren, Herz und Verdauungssystem können auftreten.

2. Veränderung der zubereiteten Nahrung
Durch die starke Erhitzung der Lebens- und Nahrungsmittel werden Vitamine verändert und teilweise völlig zerstört (zum Beispiel Vitamin C). Häufig wird aber nur der rein chemisch-analytische Vorgang erfaßt, die biologische Wertigkeit findet kaum Beachtung. Zwischenzeitlich konnte man nun nachweisen, daß zum Beispiel die Aminosäuren durch Umwandlung ihrer Strukturketten verändert bzw. zu anderen chemischen Strukturketten abgebaut wurden, bei Wechsel der Drehrichtung des Moleküls. Außerdem konnte eine eindeutige Beeinträchtigung des Genußwertes dieser Nahrungsmittel aufgezeigt werden.

3. Auswirkungen mikrowellenveränderter Nahrung auf den menschlichen Körper
Eine Untersuchung von Blanc und Härtel, Mitarbeiter am Makrobiotischen Institut in Kiental (Schweiz), wies eindeutig nach, daß die Art der Nahrungszubereitung entscheidenden Einfluß auf die negativen Auswirkungen dieser Nahrung im lebendigen Organismus hat. In diesem wissenschaftlichen Experiment wurde den Versuchspersonen in Abständen von drei bis fünf Tagen je eine Nahrungsmittelvariante verabreicht: 1. Rohmilch von einem Biobauern, 2. konventionell aufgekochte Milch, 3. pasteurisierte Milch , 4. Rohmilch im Mikrowellenherd aufgekocht, 5. Rohgemüse aus biologischem Anbau, 6. Gemüse konventionell gekocht, 7. Gemüse tiefgefroren und im Mikrowellenherd aufgetaut und 8. Gemüse im Mikrowellenherd gekocht). Vor und nach der Nahrungsaufnahme wurde Blut abgenommen und nach bestimmten Kriterien untersucht (Erythrozyten, Hämoglobin, MCHC, MCM, Hämatokrit, Leukozyten, Lymphozyten, gesamtes Cholesterin, Cholesterin HDL, Cholesterin LDL, Eisen). Außerdem wurde die Zusammensetzung der Milch nach verschiedenen Bestandteilen und Eigenschaften analytisch, physikalisch und mikroskopisch untersucht. Als Ergebnis konnte eindeutig aufgezeigt werden, daß die Blutwerte der Versuchspersonen bei Einnahme

mikrowellenbehandelter Nahrung signifikant schlechter waren als bei den anderen Nahrungsmitteln. (Blanc & Härtel 1989)

> **Empfehlung: Mit Mikrowellenherden sollte man problembewußter umgehen und stets die langfristigen Wirkungen auf die Gesundheit bedenken.**

6.3 Fluor

98 Prozent der zivilisierten Bevölkerung leiden an Gebißverfall. Ursache der Zahnkaries ist der übermäßig hohe Zuckerkonsum. Karies wird dagegen nicht verursacht durch mangelnde Zahnpflege, zu seltene Zahnarztbesuche oder Fluoridmangel, wie häufig in der öffentlichen Diskussion zu hören ist. Die ungeschminkte Wahrheit stand zum letzten Mal 1976 in dem alle vier Jahre erscheinenden Ernährungsbericht der Bundesrepublik Deutschland: „Ohne Fabrikzucker keine Karies." Trotz vielfältiger Informationskampagnen der Zuckerindustrie in den letzten Jahren ist vom Bundesgerichtshof bestätigt worden, daß bei der Aufklärung der Bevölkerung der Fabrikzucker als Schadstoff bezeichnet werden darf. Wenn dagegen die Fluoridmedikation als die „Superlösung" in den Vordergrund gestellt wird , so lenkt dies von den wahren Ursachen ab. Forschungsergebnisse unabhängiger Wissenschaftler haben nicht nur die Wirksamkeit der Fluoridprophylaxe in Frage gestellt, sondern Belege für die Schädlichkeit des Fluorids erbracht. (Schöhl 1985) Mit folgenden Gesundheitsgefahren muß gerechnet werden:
– Fluor ist ein starkes Zellgift und Prototyp eines Speichergiftes.
– Lösliche Fluorverbindungen, aufgenommen über Wasser, Luft und Medikation, sind aufgrund des Kumulationseffektes etwa zweieinhalbmal giftiger als Arsen und schädigen den Organismus.
– Menschliche und tierische Zellkulturen werden geschädigt.
– Die genetische Struktur des Menschen wird geschädigt.
– Deutliche Zunahme von Allergien
– Anstieg der Gebißschäden (gefleckte Zähne, Karies, Parodontose, Schmalkiefer)
– Knochen- und Gelenkschäden
– Schädigung des Herz-Kreislauf-Systems
– In Extremfällen kann es zu akuten Vergiftungserscheinungen kommen.

Mit Fluor/Fluorid wird man in folgenden Situationen in nicht unbedenklichen Einnahmemengen konfrontiert:
– Wasserfluoridierung (1 – 1,2 mg)
– Kariestabletten (1 – 2 mg)
– Trinkwässer (0,2 – 2,0 mg)
– Zahnpasten und Gels (11 – 12 mg)

Todesfälle in Grand Rapids im Vergleich zum Staat Michigan

| Todesursache | Tote auf 100.000 | | Zunahme |
	Michigan	Grand Rapids	
Herzkrankheiten	322,1	403,9	25 %
Arteriosklerose	20,3	26,1	29 %
Schlaganfall	100,1	100,1	50 %
Gesamt Herz-Kreislauf	432,5	578,6	33 %
Krebs	136,3	189,2	40 %
Zuckerkrankheit	22,6	32,3	43 %

Angaben nach:

Protho Plans-Year Long Probe of City´s High Chronic Disease Toll - The Grand Rapids Press, 27. Juli 1955

Why is GR´s Death Rate Above Rest of State´s? - The Grand Rapids Herald, 28. Juli 1955

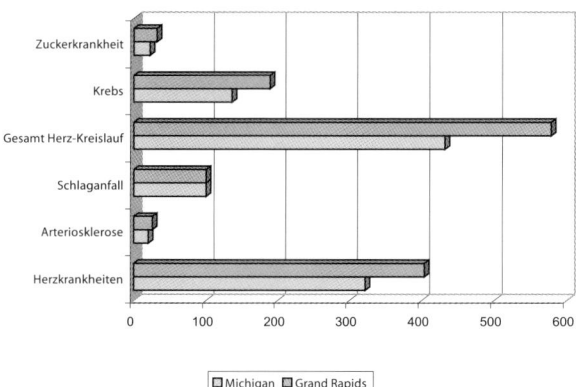

Abbildung 52: Todesfälle in Grand Rapids im Vergleich zum Staat Michigan

– Fluoridiertes Salz (3 – 4 mg)
– Rückstandsbelastung in Nahrung (0,3 – 2,0 mg)
– Fluorausstoßende Industrie: Rückstandsbelastung in Nahrung und Luft

Dabei gilt zu bedenken, daß nicht die Menge in der Einzeldosis entscheidend ist, sondern die Speicherung aller Einzelmengen über die Jahre. Diese Gesamtbelastung tritt in den unterschiedlichsten Formen nach außen in Erscheinung, und zwar von einfacher Fluorunverträglichkeit über Allergie mit langsamer Reaktion bis hin zu chronischer und akuter Fluorvergiftung nach 8 bis 20 Jahren.

Nach Hans A. Nieper, dem ehemaligen Präsidenten der Deutschen Krebsärztegesellschaft, liegt ein Einfluß von Fluorid „in einer Erhöhung der Krebshäufigkeit um etwa 15 Prozent als Folge der Fluoridierung von Trinkwasser oder Speisesalz". In einer amerikanischen Studie zeigte sich, daß die Todesfälle durch Herz-Kreislauf-Schäden nach fünf Jahren Fluoridierung um 33 Prozent über dem amerikanischen Durchschnitt lagen. (Nieper 1990) Die Krankheitszahlen waren bei

• Herzkrankheiten um 25 Prozent
• Schlaganfall um 50 Prozent
• Arteriosklerose um 29 Prozent
  höher als in nichtfluoridierten Regionen. Es sei übrigens auch darauf hingewiesen, daß manche Zahnpasten

und Mundwässer sehr viel Fluorid enthalten.

Empfehlung: Nehmen Sie die „legitimierte" Fluoridgabe nicht kritiklos hin, sondern richten Sie Ihr Konsumentenverhalten auch in der Fluoridfrage auf gesundheitlich unbedenkliche Zahnpflegeprodukte und zahnärztliche Behandlung aus.

6.4 Wohngifte

Viele Schadstoffe treten nicht nur in der äußeren Umgebung auf, sondern auch in der eigenen Wohnung. Manche dieser gefährlichen Stoffe, zum Beispiel Kohlenwasserstoffe und Asbest, sind in der Wohnung sogar fünfzigmal höher konzentriert als an einer lebhaften Straßenkreuzung. Der Schadstoffsmog wird durch die heimlichen Luftverschmutzer verursacht. Das sind im wesentlichen:

– Formaldehyd von Möbeln aus Spanplatten
– Kohlenwasserstoffe aus Lacken und Farbanstrichen
– Asbeststaub aus Baustoffen und alten Bodenbelägen
– giftiges Pentachlorphenol und Lindan aus Holzschutzmitteln
– Perchlorethylen von chemisch gereinigten Kleidern

- Pestizide aus Insektensprays und Pflanzenschutzmitteln
- Asbest aus elektrischen Stromspeicheröfen
- Schwermetalle im Hausstaub
- Lösemittel aus Möbelpolitur und Teppichbodenkleber
- Treibgas aus Spraydosen
- künstliche Aromen und Parfümöle aus den Luftverbesserungs-Raumsprays
- das Gefäßgift Nikotin, das Schwermetall Cadmium und Formaldehyd aus der Dreckschleuder „Zigarette".

Diesem „Wohngifte-Cocktail" sind Sie möglicherweise täglich ausgesetzt. Folgen der Luftverschmutzung im Haus können sein:
- Kopfschmerzen,
- Schwindelgefühl,
- Nervosität,
- Reizbarkeit,
- Allergien und
- Abwehrschwächen.

6.4.1 Was tun gegen Gifte in der Wohnung?

Ungefähr 13.000 Liter Atemluft verbraucht der Mensch täglich zum Leben. Sie sollte möglichst sauber sein, besonders in der Wohnung, in der Sie viele Stunden des Tages verbringen. Um Ihre Wohnung möglichst schadstoffarm zu halten, sollten Sie folgende Regeln beachten:

- Häufiges Stoßlüften. Dies ist im Winter die beste Methode zum Reinigen der Zimmerluft: Das Fenster einmal pro Stunde 10 Minuten lang weit öffnen, bei Durchzug genügen 5 Minuten.
- Kein Dauerlüften. Gekippte Fenster tauschen die Luft lange nicht so gründlich aus, „beheizen" aber die Umgebung.
- Keine Verwendung von Raumsprays oder sonstigen chemischen Luftverbesserern.
- Vorsicht beim Einsatz elektrischer Reinigungsgeräte. Elektrische Luftreiniger, Ionengeneratoren, Luftwäscher usw. machen die Atemluft nicht so sauber wie ein offenes Fenster. Daneben benötigen sie Strom.
- Einsatz von Grünpflanzen

6.4.2 Luftreinigung durch Zimmerpflanzen

Hunderte von gasförmigen Giftstoffen gelangen aus Möbeln, Holzfaserplatten, Textilien, Reinigungsmitteln, Anstrich-, Dicht- und Klebestoffen beziehungsweise durch den Betrieb von Kleinfeuerungsanlagen, Kopierern sowie Laserdruckern und durch Zigarettenqualm in die Raumluft. Sie führen bei empfindlichen Menschen zu Kopfschmerzen, Abgeschlagenheit, Allergien, Hautausschlag und Kreislaufstörungen. Untersuchungen belegen, daß Zimmerpflanzen Formaldehyd,

Benzol und weitere Chemikalien sowie auch Nikotin in ungiftige Stoffe umwandeln können. Damit können Zimmerpflanzen gezielt eingesetzt werden, um den Auswirkungen „krankmachender Gebäude" zu begegnen. Ausschlaggebend für die Entgiftungskapazität von Grünpflanzen sind die jeweilige Aktivität des Schadstoff abbauenden Enzyms sowie die Gasaufnahmefähigkeit der Blätter. Bereits *eine* luftfilternde Pflanze pro zehn Quadratmeter kann ausreichen, um Verunreinigungen gezielt vorzubeugen.

Die Efeutute und die Strahlenaralie sind übrigens die einzigen Pflanzen, die auch Nikotin aus der Raumluft absorbieren. Soll die Raumluft mit Sauerstoff angereichert werden, empfiehlt es sich, im Zimmer grüne Kohlendioxidtauscher aufzustellen. Zimmerpflanzen mit großer Blattoberfläche sind effektive Sauerstoffspender. Auch die Luftfeuchtigkeit läßt sich durch „Grünzonen" auf ein angenehmes Maß (50 bis 60 Prozent) erhöhen. Zimmerpflanzen, die einen hohen Wasserbedarf haben, sind ausgezeichnete Luftbefeuchter, die in der Heizperiode verhindern, daß die Mund- und Nasenschleimhäute austrocknen und die Haut spannt. Sumpfpflanzen wie Zyperngras lassen pro Tag bis zu drei Liter Wasser verdunsten.

Die Tabelle auf Seite 157 zeigt, welche Pflanzen auf der grünen Liste der natürlichen Entgifter stehen und welche Raumgifte sie herausfiltern.

Empfehlung: Der Anblick von Grünpflanzen baut Streß ab und hat einen positiven Einfluß auf die menschliche Psyche.

	Formaldehyd	Benzol	Nikotin	Kohlendioxid	Kohlenmonoxid
Zwergpfeffer (Peperonika)	•				
Baumfreund (Philodendron)	•				
Grünlilie (Chlorophytum)	•			•	•
Birkenfeige	•			•	
Efeutute	•	•	•		•
Strahlenaralie (Schefflera)	•		•		
Purpurtute (Syngonium)	•				
grünblättriger Wein				•	
Efeu (Hedera)		•			
Kolbenfaden (Aglaoneina)		•			
Einblatt (Spathiphyllum)		•			
Drachenbaum	•	•			
Bogenhanf (Sansevieria)		•			
Banane					•

7. Gesundheit maßgeschneidert: Checklisten zum individuellen Austesten

7.1 Eigenverantwortung übernehmen – der erste Schritt zur Gesundheit

Verantwortung – der Duden versteht darunter: „Verpflichtung, für etwas einzutreten oder die Folgen zu tragen." Wer also handelt, soll die Folgen seines Tätigwerdens tragen. Eigenverantwortung heißt dann: „Ich trage die positiven oder negativen Folgen meines Handelns." Wie sieht die Realität aus?

Man vertraut auf den Staat (auf gesetzliche Regelungen), wenn bei Eintritt von vielleicht selbst verursachter Not die Folgen abzuwenden sind, zum Beispiel bei ...

Verjährung:	Schuldbefreiung trotz Schuldgrundes
Rechtssystem:	begrenzte Schuldfähigkeit bei Straftaten unter Alkoholeinfluß

Man praktiziert konsumorientierte Handlungsmuster, anstatt vorsorgeorientierte Verhaltensweisen zu zeigen, zum Beispiel:
Bezahlte Vorsorge:
Investition in die eigenen Hobbys (Auto), anstatt in die eigene Gesundheit (Eigenanteil)

Weil man die aktive Gesundheitsvorsorge vernachlässigt hat, beruhigt man sein Gewissen durch „logische" Rechtfertigungsgründe (vielleicht die Suche nach Sündenböcken), zum Beispiel:

Einnahme krankmachender Substanzen: Schuldzuweisung auf äußere externe Einflüsse für die Krankheitsstörung am Körper

Man sucht andere (zum Beispiel die Gesellschaft), die die Verantwortung übernehmen, wenn nicht alles glatt ging, zum Beispiel:

Sozialhilfe: Sicherung des
                  Existenzminimums
Versicherung: Übernahme der
                  Haftung
Krankheit: Kostenübernahme
                  durch die Kranken-
                  versicherung
Gesundheits-
vorsorge: Kur auf Kosten der
                  Sozialversicherungs-
                  träger

Eigenverantwortlichkeit für den Krankheits- und Gesundheitsprozeß bedeutet aber auch, daß Krankheit/Gesundheit einen Namen hat: *Ich.*

Ich bin es, der sich um meine Gesundheit kümmert.

Ich bin es, der eine Krankheit nicht zum zweiten Mal erhält.

Ich bin es, der richtige Gesundheitsentscheidungen trifft.

Ich bin es, der durch falsche Lebensweise krank geworden ist.

Ich bin es, der mir wirklich helfen kann.

Ich bin es, der Therapien aussucht und umsetzt.

Ich bin es, der die Nebenwirkungen trägt.

Ich bin es, der wieder gesund wird.

Ich bin es, der meine Gesundheitschecklisten austestet und nach dem Ergebnis handelt.

Das gesamte Krankenversicherungssystem ist so aufgebaut, daß Kostenfaktoren nicht dort offenbar werden, wo sie anfallen. Der Kranke als Nachfrager des Systems erhält nicht die Übersicht über die durch sein Verhalten verursachten Kosten. Er wird nicht motiviert, Gesundheitsvorsorgemaßnahmen aktiv zu betreiben. Der Arzt als Anbieter wird nicht dazu motiviert, Effizienz und Transparenz zu fördern. Das Ziel der Behandlung zum Beispiel chronisch Kranker kann nicht sein, Dauerpatienten zu erhalten, die ihr weiteres Leben damit zubringen, auf Nebenschauplätzen mögliche Gesundheitsfeinde zu suchen, zu erkennen und dann zu vermeiden, aber die ursächliche Übeltäterschaft zu übergehen und ignorieren.

Mit jeder Gesundheitsstörung erhält der Mensch die Aufforderung, den eigenen Lebensstil und die bisherige Lebensführung zu überprüfen und notwendige Eingriffe vorzunehmen, also die Haltung dem Leben gegenüber zu ändern. Mit der Entscheidung des Kranken zur „Eigentherapie" wird gleichzeitig auch die Entscheidung zur Änderung der bisherigen Lebensprinzipien getroffen: wieder die Eigenverantwortlichkeit zu praktizieren.

Fazit: **Nur der ganzheitlich handelnde Mensch ist in der Lage, die Verantwortung für sein Tun zu übernehmen. Die anderen leben nur mit Lippenbekenntnissen!**

7.2 Testtafeln

Sie haben die richtige Entscheidung getroffen, Verantwortung für Ihre eigene Gesundheit zu übernehmen. Im folgenden finden Sie Checklisten zur Gesundheitsvorsorge mit Hilfe des Muskeltests aus der Angewandten Kinesiologie. Dieser Muskeltest hat sich in der Praxis als sicher und effektiv bewährt. Soweit sein Einsatz über den Rahmen der Selbsthilfe hinausgeht, setzt das intensive Schulung voraus. Wer ihn einsetzt, tut dies in eigener Verantwortung. Die Autoren und der Verlag können keine Haftung für eventuelle Auswirkungen übernehmen.

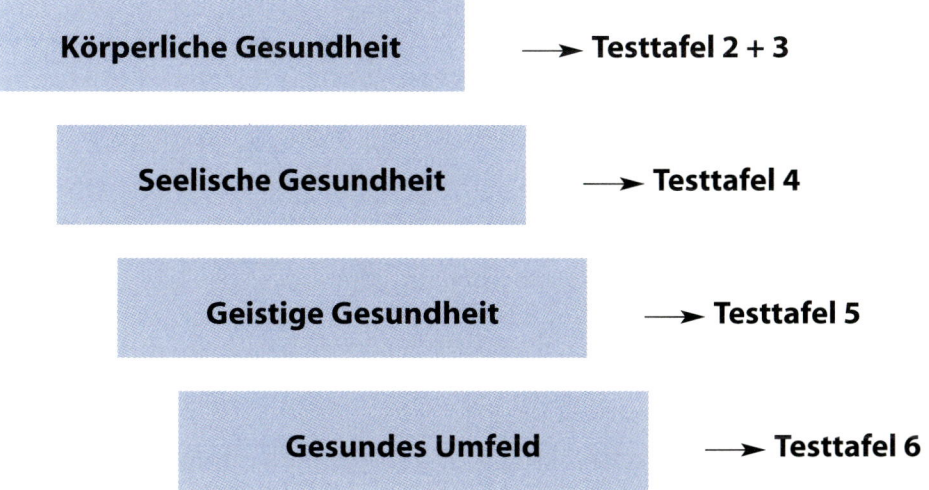

Abbildung 53: Wegweiser zum Testen wichtiger Bereiche der Gesundheitsvorsorge

Testtafel 1: Identifizierung der zu bearbeitenden Kapitel

Testthema	Indikatormuskelveränderung?
3. Körperlicher Gesundheitsbereich Bei Indikatorveränderung weiter mit Testtafel 2 + 3	☐
4. Seelischer Gesundheitsbereich Bei Indikatorveränderung weiter mit Testtafel 4	☐
5. Geistiger Gesundheitsbereich Bei Indikatorveränderung weiter mit Testtafel 5	☐
6. Gesundheitsbereich Lebensumfeld Bei Indikatorveränderung weiter mit Testtafel 6	☐

Testtafel 2: Überprüfung des körperlichen Gesundheitsbereichs

Testthema	Indikatormuskelveränderung?

3.2 / 3.3 Vollwertige, typgerechte Ernährung ☐
Bei Indikatorveränderung weiter mit Tafel 3

3.4 Wasserhaushalt / Trinken ☐
Bei Indikatorveränderung testen Sie folgende weiteren Themen:
- Welche Art von Getränken soll verwendet werden?
- Wie sieht meine optimale Trinkmenge aus?
- Wie soll die Trinkmenge auf den Tag verteilt werden?

3.5 Atmung ☐
Bei Indikatorveränderung testen Sie folgende weitere Themen:
- Welche Atemform muß verbessert werden?
  - Grundatmung
  - Bauchatmung
  - Tiefatmung
- Wie oft und wie lange soll geübt werden?

3.6 Schlaf ☐
Bei Indikatorveränderung testen Sie folgende weiteren Themen:
- Wieviel Stunden Schlaf benötigen Sie?
- Welche Einflüsse stören Ihren Schlaf?
- Wie kann das Einschlafen erleichtert werden?

3.7 Bewegung ☐
Bei Indikatorveränderung testen Sie folgende weiteren Themen:
- Welche Art der sportlichen Betätigung ist für Sie förderlich?
- Wie oft pro Woche sollte trainiert werden?
- Wieviel Zeit pro Trainingseinheit sollte angesetzt werden?

3.8 Allergien ☐

Bei Indikatorveränderung oder bei bekannter Allergieneigung sollten Sie alle Lebensmittel vor dem Verzehr testen. Bei Beschwerden das Allergieklopfen verwenden.

3.9 Amalgam ☐

Bei Indikatorveränderung testen Sie folgende weiteren Themen:
- Zahnplomben einzeln testen
- Sanierung notwendig?
- Entgiftungsmaßnahmen (Ölschlürfen, Trinkkur, Spurenelemente)

Besprechen Sie das Ergebnis mit einem biologisch arbeitenden Zahnarzt.

3.10 Fasten ☐

Bei Indikatorveränderung testen Sie folgende weiteren Themen:
- Soll gefastet werden? Wenn ja:
  - Zeitpunkt des Fastens
  - Dauer der Fastenkur

Wenn noch keine Fastenerfahrung besteht, suchen Sie sich einen geeigneten Fastenleiter.

3.11 Darmpflege ☐

Bei Indikatorveränderung Testergebnis mit Ihrem Naturheilbehandler besprechen.

3.12 Trockenbürsten ☐

Bei Indikatorveränderung testen Sie folgende weiteren Themen:
- Soll regelmäßiges Trockenbürsten erfolgen?
- Ist morgens die beste Anwendungszeit?
- Wie lange soll trockengebürstet werden?

Natürliche Hausapotheke:

3.13 Heilkräuter ☐

Bei Indikatorveränderung einzelne Kräuter testen.
- Sind ein oder mehrere Kräuter nützlich für Sie?
- Welche Kräuter sollen verwendet werden?
- Wie sollen sie angewandt werden? (Tee, Bad, Umschlag)

3.14 Schüßler-Salze ☐

Bei Indikatorveränderung einzelne Schüßler-Salze testen.

- Sind ein oder mehrere biochemische Mittel nützlich für Sie?
- Welche Schüßler-Salze sollen verwendet werden?
- Wie sollen sie angewandt werden ? (Lutschen, in Wasser, Salbe)
- Wie oft sollte die Einnahme erfolgen?

Testtafel 3: a) Identifizierung des Zuviel in Ihrer Nahrung

Testthema	Indikatormuskelveränderung?

3.1.1 Fabrikzucker ☐
Bei Indikatorveränderung überdenken Sie kritisch, wie der Verzehr von fabrik-zuckerhaltigen Nahrungsmitteln weiter abgebaut werden kann.

3.1.2 Auszugsmehl ☐
Bei Indikatorveränderung überdenken Sie kritisch, wie der Verzehr von Nah-rungsmitteln, die Auszugmehle enthalten, vermieden werden kann.

3.1.3 Industriell verarbeitete Fette ☐
Bei Indikatorveränderung sollten Sie besonders den Verzehr von Nahrungsmit-teln, die industriell verarbeitete Fette enthalten, vermeiden.

3.1.4 Säfte ☐
Bei Indikatorveränderung sollten Sie alle Säfte meiden. Dies gilt nicht während einer Fastenkur.

3.1.5 Tierisches Eiweiß ☐
Bei Indikatorveränderung überdenken Sie kritisch, wie Ihre Verzehrgewohnhei-ten in bezug auf Nahrungsmittel sind, die tierisches Eiweiß enthalten. Prüfen Sie, ob eine Reduzierung sinnvoll ist.

3.1.6 Schweinefleisch ☐
Bei Indikatorveränderung überdenken Sie kritisch, ob schweinefleischhaltige Nahrungsmittel nicht besser gemieden werden sollten.

3.1.7 Tiefkühlkost / Fertiggerichte ☐
Bei Indikatorveränderung überprüfen Sie, ob der Verzehr von Tiefkühlkost und Fertiggerichten nicht deutlich reduziert werden sollte.

b) Identifizierung des Zuwenig in Ihrer Nahrung

Testthema	Indikatormuskelveränderung?

3.2.2 Vollkornprodukte ☐
Bei Indikatorveränderung überprüfen Sie, wie der Verzehr von rohem (Frischkornbrei, Sprossen) und verarbeitetem Getreide in ihren Speiseplan eingebaut werden kann.

3.2.3 Frischkost, Obst / Gemüse ☐
Bei Indikatorveränderung überprüfen Sie, wie durch den Verzehr von rohem Obst und Gemüse der Anteil der Rohkost in ihrem Speiseplan auf 33 Prozent gesteigert werden kann.

3.2.4 Sprossen ☐
Bei Indikatorveränderung überprüfen Sie, wie Sie mit Sprossen Ihren täglichen Speiseplan bereichern können.

3.2.5 Natürliche Fette ☐
Bei Indikatorveränderung überprüfen Sie, ob in Ihrem Speiseplan genügend natürliche Fette zur Anwendung kommen.

3.3 Die Blutgruppendiät ☐
Bei Indikatorveränderung überprüfen Sie mit dem Muskeltest die zu Ihrer Blutgruppe gehörenden Angaben aus der Tabelle im Kapitel 3.3. Damit können Sie den persönlichen Ernährungsplan noch individueller gestalten.

☞ Weitere Hinweise zu gesundheitsfördernder Nahrungsauswahl erhalten Sie aus der Nahrungsmitteltabelle auf der hinteren Umschlaginnenseite.

Wichtig: Die weitere Differenzierung des jeweiligen Themas können Sie durch Testen im Ja-nein-Modus durchführen.

Testtafel 4: Überprüfung des seelischen Gesundheitsbereichs

Testthema	Indikatormuskelveränderung?

4.1 Streß   ☐
Bei Indikatorveränderung testen Sie folgende weiteren Themen:
- Welche Streßauslöser liegen vor? (Familie, Freizeit, Beruf)
- Was hilft Ihnen in Streßsituationen?
- Wie können Sie ihren aufgestauten Streß abbauen?

4.2 Entspannung   ☐
Bei Indikatorveränderung testen Sie folgende weiteren Themen:
- Welche der nachfolgenden Methoden ist für Sie geeignet?
  - Meditation
  - Yoga
  - Autogenes Training
  - Progressive Muskelentspannung
  - Entspannungsmusik
  - Streßlösungspunkte

4.3 Positives Denken   ☐
Bei Indikatorveränderung testen Sie folgende weiteren Themen:
- Denken Sie zu negativ?
- Welche positiven Gedanken sind gut für Sie?
- Wie werden Sie positiver im Denken?

4.4 Farben   ☐
Bei Indikatorveränderung testen Sie folgende weiteren Themen:
- Sind Farbanwendungen nützlich für Sie?
- Welche Farbe soll verwendet werden?
- Wie soll die Farbe eingesetzt werden? (Bestrahlung, Brille, Kleider)

Natürliche Hausapotheke:

4.5 Edelsteine ☐
Bei Indikatorveränderung testen Sie folgende weiteren Themen:
- Sind Edelsteine nützlich für Sie?
- Welcher Stein soll verwendet werden?
- Wie bzw. wo soll der Stein eingesetzt werden? (am Bett, im Raum; am Körper tragen)

4.6 Ätherische Öle ☐
Bei Indikatorveränderung testen Sie folgende weiteren Themen:
- Sind ein oder mehrere Öle nützlich für Sie?
- Welche ätherischen Öle sollen verwendet werden?
- Wie sollen sie eingesetzt werden? (Duftlampe, Raumspray, auf Stoff)

4.7 Bach-Blütenessenzen ☐
Bei Indikatorveränderung einzelne Bach-Blüten testen.
- Sind ein oder mehrere Essenzen nützlich für Sie?
- Welche Bachblüten sollen verwendet werden?
- Wie sollen sie angewandt werden? (Mischung)

Testtafel 5: Überprüfung des geistigen Gesundheitsbereichs

Testthema	Indikatormuskelveränderung?

5.1 Gehirnintegration ☐
Bei Indikatorveränderung testen Sie folgende weitere Themen:
- Liegt Switching vor?
- Arbeitet Ihr Gehirn derzeit zu einseitig?
- Sind Sie ein mehr analoger oder ein mehr digitaler „Gehirntyp"?

5.2 Lernen und Behalten ☐
Bei Indikatorveränderung überprüfen Sie Ihr derzeitiges Lernverhalten:
- Nehmen Sie täglich ausreichend neue Informationen zu sich?
- Behalten Sie mehr als 25 Prozent von dem, was Sie gehört haben?
- Wie gut ist Ihr Gedächtnis in bezug auf
  - Namen von Gesprächspartnern
  - Erinnern an zurückliegende Ereignisse und Erlebnisse
  - Improvisationsvermögen und freies Reden

5.3 Gehirn-Jogging ☐
Bei Indikatorveränderung testen Sie folgende weitere Themen:
- Welche Tätigkeiten zum Gehirntraining sollen unternommen werden?
- Wie lange soll täglich geübt werden?
- Welcher Grad der Steigerung sollte am Ende der Woche vorliegen?

5.4 Biorhythmus ☐
Bei Indikatorveränderung testen Sie folgende weitere Themen:
- Liegen Ihre heutigen Schwachstellen
  - im körperlichen Bereich?
  - im seelischen Bereich?
  - im geistigen Bereich?
- Welche Tätigkeiten sollten Sie heute meiden?
- Liegen Kreuzungspunkte vor (kritische Tage)?

5.5 Kommunikation   ☐
Bei Indikatorveränderung überprüfen Sie Ihre bisherigen Gesprächskontakte
auf:
- aktives Zuhören
  - Bestätigung des Gesprächspartners (Nicken, verbal, Finger)
  - 80 Prozent der Gesprächszeit beim Partner
- Partnerschaftsakzeptanz
  - eigenes persönliches Erscheinungsbild
  - Körpersprache
- persönliche Einstellung zum Sprechen mit anderen Menschen

5.6 Zeit   ☐
Bei Indikatorveränderung nachdenken über:
- besseres Zeitmanagement (Arbeitsproduktivitätserhöhung)
- Reduzierung von Zeitdieben/Störfaktoren und Zeitstreß
  - Telefonunterbrechungen (Handy, Telefonanlage)
  - unangemeldete Besucher (freie Stunden für sich selbst)
  - ständige langandauernde Arbeitssitzungen
  - „Aufschieberitis" (Termine, Fristen etc.)
  - Neinsagen (Aufgabenübernahme nur bei vorhandener Zeit)
- optimalen persönlichen Tagesrhythmus (Prioritäten, Umsetzung)
- Zielsetzung im Freizeit- und Arbeitsverhalten

5.7 Lächeln   ☐
Bei Indikatorveränderung denken Sie an folgende möglichen Einflüsse:
- Sind Sie ein ernster Gesichtstyp?
- Können Sie in angespannten Situationen auf nette Erlebnisse zurückgreifen
  und sich selbst damit motivieren?
- Welche Einstellung haben Sie zu sich selbst und zu Ihren Mitmenschen?
- Wie häufig lächeln Sie täglich?

Testtafel 6: Überprüfung des Umfelds

Testthema	**Indikatormuskelveränderung?**

6.1 Elektrosmog und Geopathologie ☐
Bei Indikatorveränderung testen Sie folgende weiteren Themen:
- Welche der nachfolgenden Belastungen liegen vor?
  – Natürliche Störfelder/-quellen
  – Elektrische Wechselfelder
  – Elektrisches Gleichfeld
  – Magnetische Wechselfelder
  – Statische Magnetfelder
- Ist der Einbau eines Netzfreischalters sinnvoll?
- Müssen Veränderungen an Schlaf-, Arbeitsplatz oder im Wohnbereich vorgenommen werden?

6.2 Mikrowelle ☐
Bei Indikatorveränderung überdenken Sie, wie Sie Belastungen durch Mikrowellen (Handy, Mikrowellenherd) in ihrem Lebensumfeld minimieren können.

6.3 Fluor ☐
Bei Indikatorveränderung überdenken Sie, wie Sie das Eindringen von Fluor in Ihren Körper (Tabletten, Zahncreme, Speisesalz) verhindern können.

6.4 Wohngifte ☐
Bei Indikatorveränderung testen Sie folgende weiteren Themen:
- Welche Testsubstanzen aus Ihrem Wohnbereich beeinträchtigen die Gesundheit?
  – Staub von Spanplatten
  – Lacke und Farben
  – Hausstaub
  – Schimmel
  – Putzmittel usw.
- Welche Zimmerpflanzen können zur Luftreinigung in Ihrer Wohnung verwendet werden?

Anhang

Literaturverzeichnis

Aerni, F.: Lehrbuch der Menschenkenntnis, Stuttgart: Kalos, 1988

Imfeld, A.: Zucker, Zürich: Unionsverlag, 3. Auflage 1986

Alke, D. H.: Lebensfreude und Erfolg durch Autogenes Training und Psychokybernetik, München: Kyborg, 1995

Alt, F.: Frieden ist möglich, München: Piper, 17. Auflage 1984

Angerstein, J. H., & Köhler, P.: Schlank nach Wunsch mit Apfelessig, Augsburg: Midena, 2. Auflage 1988

Bach, E.: Heile dich selbst mit den Bach-Blüten, München: Hugendubel, 3. Auflage 1982

Bach, H. D.: Sprechende Gesichter, Tutzing: Bio Ritter Verlag, 2. Auflage 1997

Bach, H. D.: Sinn der Krankheit, Münster: Erwig, 1988

Bachmann, C.: Die Krebsmafia, Monaco: Editions Tomek, 2. Auflage 1981

Banis, R.: Psychosomatische Energetik, Sulzbach: Co'Med, 1989

Bayer, K. H.: Was essen Sie denn da?, München: Tomus, 1997

Batmanghelidj, F.: Wasser – die gesunde Lösung, Kirchzarten: VAK, 6. Auflage 1998

Bernadine, Schw.: Schwester Bernadines Heilkräuter- und Hausmittelbuch, München: Mosaik, 1980

Bille, G., & Schmitz, O.: Alternative Ernährung, Frankfurt: Fischer, 2. Auflage 1983

Bircher, R.: Gesunder durch weniger Eiweiß, Bad Homburg: Bircher-Benner, 2. Auflage 1982

Bircher, R.: Geheimarchiv der Ernährungslehre, Bad Homburg: Bircher-Benner, 1980

Birkenbihl, V. F.: Stroh im Kopf, Landsberg am Lech: mvg, 32. Auflage 1997

Birkholz, W., & Dobler, G.: Der Weg zum erfolgreichen Ausbilder, Edewecht: Stumpf & Kossendey, 5. Auflage 1995

Blakeslee, T. R: Das rechte Gehirn, Braunschweig: Aurum, 3. Auflage 1991

Blanc, H., & Härtel, H. U.: Studie der Fachhochschule Luzern,
in: Raum und Zeit Nr. 55/1992

Blaurock-Busch, E.: Haarprobleme anders gelöst, Mühlacker: Keppler, 1991

Blesing, G.: Blüten, die durch Bewußtsein heilen, Mühlheim: Selbstverlag, 1997

Blome, G.: Mit Blumen heilen, Freiburg: Bauer, 1992

Bono, E.: In 15 Tagen denken lernen, Reinbek: Rowohlt, 6. Auflage 1970

Bradway, L., & Albers Hill, B.: Lernen wie von selbst, Kirchzarten: VAK, 1997

Braun von Gladiss, K.-H.: Ganzheitliche Medizin, Amelinghausen: Selbstverlag, 1981

Braun von Gladiss, K.-H.: Das biologische System Mensch, Amelinghausen:
Selbstverlag, 1995

Breuß, R.: Krebs, Leukämie, Bludenz: Selbstverlag, 1990

Broy, J.: Die Biochemie nach Dr. Schüßler, München: Foitzick, 1993

Bruker, M. O.: Allergien müssen nicht sein, Lahnstein: emu, 2. Auflage 1989

Bruker, M. O.: Erkältet?, Hopferau: Bioverlag Gesundleben, 1982

Bruker, M. O.: Krank durch Zucker, Bad Homburg: Helfer, 13. Auflage 1997

Bruker, M. O.: Leben ohne Herz- und Kreislaufkrankheiten, Hopferau: Bioverlag Gesundleben, 7. Auflage 1982

Bruker, M. O.: Lebensbedingte Krankheiten, Hopferau: Bioverlag Gesundleben,
6. Auflage 1982

Bruker, M. O.: Rheuma – Ursache und Heilbehandlung, Hopferau: Bioverlag Gesundleben, 9. Auflage 1982

Bruker, M. O.: Unsere Nahrung – unser Schicksal, Hopferau: Bioverlag Gesundleben,
11. Auflage 1982

Bruker, M. O.: Vorsicht Fluor!, Hopferau: Bioverlag Gesundleben, 1984

Bruns, H.: Wie schütze ich mein Leben und meine Umwelt?, Wiesbaden: Biologie,
2. Auflage 1975

Buchleiter, K.: Der Kampf um die Biologische Medizin, Heidelberg: Haug, 1990

Buchner, C.: Neues Lesen, neues Lernen, Kirchzarten: VAK, 7. Auflage 1998

Buchwald, G.: Impfen, Lahnstein: Emu, 1994

Bühl, B.: Abnehmen ohne Hunger, Bergisch Gladbach: Lingen, 1993

Calatin, A.: Zeitkrankheit Nahrungsmittel-Allergien, München: Heyne, 1988

Callahan, R. J.: Leben ohne Phobie, Kirchzarten: VAK, 6 Auflage 1999

Carnegie, D.: Der Erfolg ist in dir, Bern/München: Scherz, 9. Auflage 1996

Carnegie, D.: Sorge dich nicht – lebe, Bern/München: Scherz, 32. Auflage 1980

Carrington, P.: Das große Buch der Meditation, Bern/München: Scherz, 1980

Cernaj, J.: Umweltgifte, München: Südwest, 1995

Chuen, L. K.: Das Feng-Shui-Handbuch, Sulzberg: Joy, 1996

Clark, H. R.: Heilung ist möglich, München: Knaur, 1997

Cleave, T. L.: Krank durch Zucker und Mehl, Hopferau: Bioverlag Gesundleben, 2. Auflage 1983

Collier, R.: Milchallergie!, Münster: Messing; 1997

D´Adamo, P.: Die Blutgruppendiät, München: Piper, 1998

Da Silva, K.: Gesundheit in unseren Händen; München: Knaur, 1991

Da Silva, K.: Richtig essen zur richtigen Zeit, München: Knaur, 1990

Dahn, C. G.: Sinn und Unsinn in der Medizin, München: Drei Eichen, 2. Auflage 1975

Das, S.: Ohne Inweltentgiftung keine ganzheitliche Therapie, Regensburg: Sonntag, 1989

Davis, P.: Aromatherapie von A-Z, München: Knaur, 1990

Decker, F.: Energie-Balance finden, Heidelberg: Haug, 1997

Delarue, F. & S.: Impfen – der unglaubliche Irrtum, München: Hirthammer, 1990

Dennison, P.: Befreite Bahnen, Kirchzarten: VAK, 12. Auflage 1999

Dennison, Paul & Gail: Brain-Gym,-Lehrerhandbuch, Kirchzarten: VAK, 9. Aufl. 1998

Dethlefsen, T., & Dahlke, R.: Krankheit als Weg, München: Bertelsmann, 23. Auflage 1988

Diamond, H. & M.: Fit fürs Leben / Fit for Life, München: Goldmann, 7. Auflage 1990

Diamond, J.: Der Körper lügt nicht, Kirchzarten: VAK, 13. Auflage 1999

Diamond, J.: Die heilende Kraft der Emotionen, Kirchzarten: VAK, 10. Auflage 1997

Dobler, G.: Kinesiologie. Grundlagen, Praxis, Therapieschemata, München: Urban & Fischer, 1999

Dorschner, A.: Naturheilkunde – der Weg für dich, Calw-Wimberg: Ullrich, 3. Auflage 1997

Eberhard, L.: Heilkräfte der Farben, München: Drei Eichen, 6. Auflage 1984

Eckert, G.: Gesünder leben ohne Schweinefleisch, Wiesbaden: Jopp, 1988

Egli, R.: Das LOL2A-Prinzip, Oetwil: Editions D`olt, 13. Auflage 1998

Eikenberg, E.: 7 Schritte für meine Gesundheit, Schramberg: Vollwerternährungsverlag, 1983

Ellundh, M.: Achte auf deinen Rücken, München: Pflaum, 2. Auflage 1979

Emmerich, P.: Antlitzdiagnostik, Neckarsulm: Natura Med, 1997

Fast, J.: Körpersprache, Reinbek: Rowohlt, 1983

Finnegan, J., & Schmid, R.: Aloe Vera, Münster: Verlag Ernährung & Gesundheit, 9. Auflage 1998

Fischer-Rizzi, S.: Himmlische Düfte, München: Hugendubel, 5. Auflage 1991

Franneck, C.: Autogenes Training und Progressive Muskelrelaxation, IPW Verlag, 1997

Freitag, E. F., & Zacherias, C.: Die Macht Ihrer Gedanken, München: Goldmann, 1992

Friebel-Röhring, G.: Ärzte sind nicht allwissend, Rastatt: Hebel,. 2. Auflage 1987

Friebel-Röhring, G.: Ich habe Krebs und lebe noch immer, Mühlacker: Keppler, 1987

Friebel-Röhring, G.: Sind wir schon alle Versuchskarnickel?, Mühlacker: Keppler, 1987

Girmscheid, G. B., Schmitz, O.: Das Öko-Lexikon unserer Ernährung, Frankfurt: Fischer, 1986

Goebel, W., & Glöckler, M.: Kinder-Sprechstunde, Stuttgart: Urachhaus, 7. Auflage 1988

Govinda, A.: Grundlagen tibetischer Mystik – Yoga, Bern/München: Scherz, 5. Auflage 1982

Grasse, E.: Chakren- und Auradiagnose, München: Knaur, 1993

Gross, H. G.: Biorhythmik, Freiburg: Bauer, 6. Auflage 1979

Hackethal, J.: Der Meineid des Hippokrates, Bergisch Gladbach: Lübbe, 1992

Hackl, M.: Farben-Chromotherapie nach Dinshah, Regensburg: Sonntag, 1998

Haerkötter, G.: Heilkräuter gestern und heute, Frankfurt: Fischer, 1983

Haken, H.: Erfolgsgeheimnisse der Natur, Stuttgart: DVA, 4. Auflage 1981

Hamer, R. G.: Krebs – Krankheit der Seele, Köln: Amici di Dirk Verlag, 2. Auflage 1987

Hammer, O. : Raucherentwöhnungs-Therapie, Worms: Reinheimer, 1977

Hauser, Karl & Stolz: Informationen aus Struktur und Farbe, Heimsheim: Felke-Institut, 1998

Heepen, G. H.: Schüßler-Salze, München: Gräfe und Unzer, 1999

Heller, E.: Wie Farben wirken, Reinbek: Rowohlt, 2. Auflage 1991

Heim, G.: „Die Erregung des Raums in der Umgebung von Massen – Vortragstagung Geopathie", in: Erfahrungsheilkunde Nr. 13/1988

Hertel, U.: „Todesursache: Elektrosmog", in: Raum und Zeit Nr. 48/1990

Hoefler, A.: Namen – das ausgesprochene Geheimnis, Durach: Windpferd, 2. Auflage 1989

Hoffmann, G., & Ebert, R.: Krank durch Narben, Bietigheim: Turm, 1993

Hoffmann, R. A.: So besiegte ich den Krebs, Walkenhofen: Hoffmann, 1997

Holdway, A.: Kinesiologie, Braunschweig: Aurum, 1995

Holler, J.: Das neue Gehirn, Südergellersen: Bruno Martin, 1989

Höppl, K. A.: Nichts vom Tier, Worms: Selbstverlag, 2. Auflage 1982

Howard, J., & Ramsell, J.: Edward Bach – Die nachgelassenen Originalschriften, München: Hugendubel, 1991

Hutchison, M.: Megabrain, Basel: Sphinx, 1989

Irlen, H.: Lesen mit Farben, Kirchzarten: VAK, 1997

Jaedicke, H. G.: Dr. Schüßlers Biochemie. Eine Volksheilweise, Frankfurt: Alwin Fröhlich, 1971

Jenny, V., & Zeller, G.: Naturgesund, Aarau: AT Verlag, 1989

Johanson, S.: Alaska-Blütenessenzen, Schaffhausen: Verlag Gesundheit und Entwicklung, 1996

Juchheim, J. K., & Poschet, J.: Immun, München: BLV, 4. Auflage 1989

Jürgens, B.: Hausrezepte der Naturheilkunde, Bern/Stuttgart: Hallwag, 1991

Kaiser, J. H.: Kneippkur richtig durchgeführt, München: Ehrenwirth, 2. Auflage 1981

Kapfelsperger E., & Pollmer, U.: Iß und stirb, Köln: Kiepenheuer & Witsch, 1982

Karl, J.: Gesund durch natürliche Lebensweise, München: Heyne, 1981

Katalyse-Umweltgruppe Köln: Chemie in Lebensmitteln, Frankfurt: Zweitausendeins, 24. Auflage 1983

Katase, A.: Der Einfluß der Ernährung auf die Konstitution des Organismus. Ergebnisse experimenteller Forschung, Wien: Urban und Schwarzenberg, 1934

Katz, R., & Kaminski, P.: Blütenessenzen, Stockholm: Thelesklaf, 2. Auflage 1988

Keleman, S.: Verkörperte Gefühle, München: Kösel, 1992

Keppler, H., & Mehler, H. A.: Der sanfte Schrei, München: Heyne, 1987

Klausnitzer, J. E.: Erfolgstraining für Anspruchsvolle, München: Heyne, 1987

Knauer, K.: Die Kräuter von Maurice Messeguè, Karlsruhe: Hartmann, 3. Auflage 1977

Kobau, C.: Bodybalance. Intuitiv kreatives Körperbewußtsein, Klagenfurt: Selbstverlag, 2. Auflage 1997

Kobbe, H.: So schützen Sie sich vor Elektrosmog, Freiburg: Bauer, 1998

Koerber, K. W., Männle, T., & Leitzmann, C.: Vollwert-Ernährung, Heidelberg: Haug, 5. Auflage 1986

Köhnlechner, M.: Die machbaren Wunder, München: Kindler, 1974

Köhnlechner, M.: Handbuch der Naturheilkunde, München: Kindler, 1975

Kollath, W.: Vom Wesen des Lebendigen, Stuttgart: Natürlich und Gesund, 1989

Kollath, W.: Die Ordnung unserer Nahrung, Heidelberg: Haug, 11. Auflage 1984

Kollath, W.: Zur Einheit der Heilkunde, Stuttgart: Natürlich und Gesund, 2. Auflage 1988

Körke, H.: Zähne gut – alles gut, Düsseldorf: Selbstverlag, 2. Auflage 1978

Köster, P.: Die Biochemische Hausapotheke, München: Ehrenwirth, 1989

Kraaz, A., & von Rohr, W.: Die richtige Schwingung heilt, München: Goldmann, 1989

Krämer, D., & Wild, H.: Neue Therapien mit Bach-Blüten, Interlaken: Ansata, 1989

Kraus, M.: Aromatherapie für jeden Tag, Gaimersheim: Simon & Wahl, 2. Auflage 1991

Krusche, H.: NLP. Der Frosch auf der Butter, Düsseldorf: Econ, 2. Auflage 1995

Kühne, A.: Mikrowellen – Hinweise auf Gesundheitsgefährdungen, Verden: Institut für Mensch und Natur, 1989

Künkel, F.: Die Arbeit am Charakter, Konstanz: Friedrich Bahn, 1985

Langbein, M., & Weiss, W.: Gesunde Geschäfte, Frankfurt: Ullstein, 1982

Lange-Ernst, M. E.: Krebs ... und danach, Weil der Stadt: Hädecke, 1984

Lehrl, S.: MAT Gehirn-Jogging, Vless, 1984

Leibold, G.: Allergien vorbeugen – lindern – heilen, München: Humboldt, 1982

Leibowitz, J., & Connington, B.: Die Alexander-Technik, Bern/München: Scherz, 1991

Lesch M., & Förder, G.: Kinesiologie. Aus dem Streß in die Balance, München: Gräfe und
　　Unzer, 5. Auflage 1998

Levy, R. J.: „Right brain, left brain: fact and fiction", in: Psychology Today, Mai 1985

Loistl, O., & Betz, I.: Chaostheorie, Aitrang: Windpferd, 3. Auflage 1996

Lotz, K. E.: Willst du gesund wohnen?, München: Ulmer, 12. Auflage 1989

Lübeck, W.: Heilen mit Lapacho-Tee, Aitrang: Windpferd, 1997

Lubecki, J.: Heile dich selbst, Augsburg: Peter Erd, 1991

Luetjohann, S.: Das große Schwarzkümmel-Handbuch, Aitrang: Windpferd, 1997

Lugetgebrune, B.: Handbuch der Kalifornischen Blütentherapie, Aitrang: Windpferd, 1987

Lüscher, M.: Das Harmonie-Gesetz in uns, München: Heyne, 3. Auflage 1985

Lüscher, M.: Der 4-Farben-Mensch, München: Mosaik, 3. Auflage 1984

Lüscher, M.: Die Lüscher-Farben , München: Mosaik, 1989

Lüscher, M.: Lüscher-Diagnostik. Der ehrliche Blick ins Innere, Düsseldorf: Econ, 1993

Lützner, H., Million, H., & Hopfenzitz, P.: Fasten, München: Gräfe und Unzer, 1990

Lützner, H.: Wie neugeboren durch Fasten, München: Gräfe und Unzer, 22. Auflage 1988

Lützner, H., & Million, H.: Richtig essen nach dem Fasten, München: Gräfe und Unzer,
　　3. Auflage 1986

Matthews, A.: So machst du dir Freunde, Kirchzarten: VAK, 4. Auflage 1997

Mc Dermott, I., & O´Connor, J.: NLP und Gesundheit, Kirchzarten: VAK, 1997

Mehler, H. M., & Keppler, H.: Fastenkuren, Niedernhausen: Falken, 1986

Meyenburg, C. (Hrsg.): Die Sache mit dem X, Kirchzarten: VAK, 3. Auflage 1996

Meyer, H., & Sator, G.: Besser leben mit Feng Shui, München: Hugendubel/Irisiana, 1997

Meyer, M. E.: Spirulina: Das blaugrüne Wunder, Aitrang: Windpferd, 1998

Molcho, S.: Körpersprache, München: Mosaik, 1983

Moore-Lappè, E.: Die Öko-Diät, Frankfurt: Fischer, 1982

Müller-Mees, E., & Cleff-Menne, C.: Lebendige Psychosomatik, München:
　　Alternativ Heilen Verlag, 1994

Murphy, J.: Die unendliche Quelle Ihrer Kraft, Genf/München: Ariston, 7. Auflage 1992

Muth, C.: Heilen durch Reflexzonentherapie, München: Heyne, 7. Auflage 1997

Nassall, K. D.: Fasten und Heilfasten, Ummendorf: Selbstverlag, 1989

Neumann, H.: Stop der Azidose, Allergien und Haarausfall, Starnberg: Fürhoff,
　　4. Auflage 1994

Nieper, H. A., & Meiers, P.: „Toxizität von Fluorverbindungen mit besonderer Berücksich-
　　tigung der Onkogenese", in: Raum und Zeit Nr. 46/1990

Niggermeyer, E., & Lützner, H.: Fasten verändert mein Leben, München: Kösel, 1987

Oetinger, Beck, Ebeling: Von Mikrowelle bis Ayurveda, Waldstetten: Selbstverlag,
　　3. Auflage 1996

Olsen, C. B.: Die Teebaumöl-Hausapotheke, Aitrang: Windpferd, 1997

Otto, S.: „Erdstrahlen und Genschäden", in: Raum und Zeit, Nr. 34/1988

Otto, S.: Geobiologie/Bioenergie, Mainz: Selbstverlag, 1990

Pachtmann, J. O.: Der sichere Weg zur Gesundheit, München: Selbstverlag, 2. Auflage 1985

Pahlow, M.: Meine Hausmittel, München: Gräfe und Unzer, 2. Auflage 1984

Parow, J.: Atemfibel, Stuttgart: Hippokrates, 5. Auflage 1983

Paungger, J., & Poppe, T.: Vom richtigen Zeitpunkt, Mainz: Irisana, 17. Auflage 1994

Peale, N. V.: Die Kraft positiven Denkens, Thalwil: Oesch, 1988

Pfeiffer, C. C.: Nährstoff-Therapie bei psychischen Störungen, Heidelberg: Haug, 2. Auflage 1989

Podleschak, M.: Ismakogie, Strobl/Wolfgangsee: Selbstverlag, 5. Ausgabe 1994

Probst, J. B., & Gomez, P.: Vernetztes Denken, Offenbach: Gabal, 2. Auflage 1989

Rauch, E.: Heilung, Heidelberg: Haug, 4. Auflage 1975

Rauch, E.: Blut und Säfte-Reinigung, Heidelberg: Haug, 8. Auflage 1976

Reckeweg, H.: Schweinefleisch und Gesundheit, Baden-Baden: Aurelia, 1977

Rhodes, G., & Thame, S.: Die Farben des Menschen, München: Heyne, 1988

Richard, D.: Stevia Rebaudinana, Liestal: Tenum, 1998

Roberts, J.: Die Natur der Psyche, Genf/München: Ariston, 3. Auflage 1985

Rochlitz, S.: Aus dem Vollen schöpfen, Kirchzarten: VAK, 1996

Rochlitz, S.: Die fehlende Dimension: Energiebalance, München: Knaur, 1989

Rose, D. W.: Elektrosmog/Elektrostreß, Köln: Kiepenheuer und Witsch, 1990

Rosendorff, A.: Neue Erkenntnisse in der Naturheilbehandlung, Bietigheim: Turm, 10. Auflage 1964

Rossaint, A. L.: Ganzheitliche Zahnheilkunde, Heidelberg: Hüthig, 4. Auflage 1997

Rossbach, S.: Feng-Shui, München: Knaur, 1989

Rossbach, S. & Yun, L.: Feng Shui, Farbe und Raumgestaltung, München: Knaur, 1996

Roy, C., & Roy, R.: Selbstheilung, München: Droemer Knaur, 1988

Roy, R., & Lage Roy, C.: Homöopathischer Ratgeber Schulschwierigkeiten, Murnau: Verlag für homöopathische Literatur, 1998

Roy, R., & Lage Roy, C.: Homöopathischer Ratgeber bei Notfällen, München: Droemer/Knaur, 4. Auflage 1997

Rydl, D.: Edu-Kinestetik in allen Lebenslagen, Klagenfurt: Selbstverlag, 1990

Sandler, B.: Sonderernährung verhütet Kinderlähmung, Lahnstein: emu, 1959

Savant, M., & Fleischer, L.: Brain-Building, Niedernhausen: Falken, 1993

Schaarschuch, A.: Der alternde Mensch, Bietigheim: Turm, 5. Auflage 1979

Schaefers, M., & Dahl, O. T.: Denke nach – und werde schlank, Idstein: Möwe, 1991

Scharl & Viehauser: Erfolgsrezepte aus der modernen Naturmedizin, Verlag für alternative Medizin, 1982

Scheffer, M.: Die praktische Anwendung der Original-Bach-Blütentherapie, Neckarsulm: Jungjohann, 1990

Scheffer, M.: Erfahrungen mit der Bach-Blütentherapie, München: Hugendubel, 1981

Scheffer, M.: Original-Bach-Blütentherapie, München: Hugendubel, 4. Auflage 1988

Schiegl, H.: Color-Therapie, Freiburg: Bauer, 4. Auflage 1988

Schmidt, F.: Raucherentwöhnung, Reinbek: Rowohlt, 1984

Schmidt, H. G.: So hilft die Natur bei Arthrosen, Weil der Stadt: Hädecke, 1984

Schmidt, P.: Symphonie der Lebenskräfte, Lennestadt: Selbstverlag, 1986

Schneider, E.: Nutze die Heilkraft unserer Nahrung, Hamburg: Saatkorn, 1975

Schneider-Janessen, K.: Biochemische Persönlichkeitsforschung, Berlin/Heidelberg: Springer, 1990

Schnitzer, J. G.: Zahnprobleme und ihre Überwindung, Meersburg: Selbstverlag, 1993

Schöhl, H.: Fluor – Fluorid, Heilmittel oder Gift?, Lahnstein: GGB-Verlag, 1985

Schuhmacher, G.: Die tiefen Ursachen des Krankheitsgeschehens, Babenhausen: Schuhma, 1994

Schulte-Uebbing, C.: Umweltbedingte Kinderkrankheiten, Regensburg: Sonntag, 1998

Schultz, I. H., & Langen, D.: Übungsheft für das autogene Training, Stuttgart: Thieme, 19. Auflage 1980

Schweigart, A. H.: Biologie der Vitalstoffe, 1. Band: Evolution und Revolution in der Naturwissenschaft, Dachau: Zauner, 1962

Schweitzer, P., & Kraft, M.: Grundlagen der Geopathie, Heidelberg: Haug, 1988

Scott, J., & Goss, K.: Allergie und der Weg, sich in wenigen Minuten davon zu befreien, Kirchzarten: VAK, 6. Auflage 1997

Seeger, P. G.: Immungeschehen und Krebs, Dresden: Selbstverlag, 1980

Seiwert, L. J., & Gay, F.: Das 1x1 der Persönlichkeit, Offenbach: Gabal, 2. Auflage 1996

Seng/Abele/Anemueller/Baltin/Gäbler: Naturheilverfahren und Homöopathie, Stuttgart: Hippokrates, 1986

Sharamon, S., & Baginski, B. J.: Das Chakra-Handbuch, Aitrang: Windpferd, 1989

Siebler, U.: Fit durch Salze, Verlag Uwe Siebler, 2. Auflage 1997

Smrz, P.: Amalgam, die verharmloste Zeitbombe, Ulm: Hippokrates Akademie, 1986

Smrz P.: Lautlos ins Verderben, Ulm: Hippokrates Akademie-Verlag, 1983

Sonnenschmidt, R., & Knauss, H.: Musik-Kinesiologie, Kirchzarten: VAK, 2. Auflage 1996

Statisches Bundesamt: Gesundheitsbericht für Deutschland, Bonn: Metzler Poeschel, 1998

Steenblock, D.: Süßwasseralgen, Köln: Idons-Verlag, 1987

Steinbach, I.: Klangtherapie, Südergellersen: Bruno Martin, 1990

Stellmann. H. M.: Kinderkrankheiten natürlich behandeln, München: Gräfe und Unzer, 4. Auflage 1985

Summer Rain, M.: Mutter Erde, Vater Wind und die Geheimnisse des Lebens, Freiburg: Bauer, 1994

Teissier, E.: Verbrennt die Hexe nicht, München: Goldmann, 1980

Tepperwein, K.: Krankheiten aus dem Gesicht erkennen, Landsberg: mvg, 6. Auflage 1997

Theegarten, W.: Der Heilmagnetismus, Koblenz: MZ-Verlag, 1996

Thie, J. F.: Gesund durch berühren – Touch for Health, München: Hugendubel/Irisiana, 1995

Thomas, B.: Vollkorn bietet mehr, Bad Homburg: Diaita, 1986

Topping, W.: Das Muskeltest-ABC, Kirchzarten: VAK, 1997

Topping, W.: Stress Release, Kirchzarten: VAK, 6. Auflage 1997

Ulrich, H., & Probst, G.: Anleitung zum ganzheitlichen Denken und Handeln, Bern/Stuttgart: Haupt, 2. Auflage 1990

Unkelbach, J.: Sprechstunde beim Heilpraktiker, Duisburg: Selbstverlag, 1981

Vester, F.: Phänomen Streß, Stuttgart: Deutsche Verlags Anstalt, 5. Auflage 1983

Vester, F.: Leitmotiv vernetztes Denken, München: Heyne, 2. Auflage 1991

Vester, F.: Unsere Welt – ein vernetztes System, München: dtv, 6. Auflage 1990

Volkmer, D.: Mars im Spiegel, Bruchsal: Edition Energetik, 1991

Volkrodt, W.: „Wie elektromagnetische Strahlen Mensch und Umwelt beeinflussen", in: Der Naturarzt, Nr. 5/1990

von Haller, A.: Gefährdete Menschheit, Stuttgart: Hippokrates, 5. Auflage 1980

von Pol, Freiherr G.: Erdstrahlen als Krankheits- und Krebserreger, Düsseldorf: Lebenskunde-Verlag, 1955

Wackerhagen, G.: Fußsohlen-Reflexzonen-Diagnostik, München: Friwa, 1984

Ward, M.: Nutze den Schmerz, Kirchzarten: VAK, 1991

Weber, W.: Krankheit als Ausdrucksform, Heidelberg: Haug, 1993

Watzlawick, P.: Wie wirklich ist die Wirklichkeit?, München: Piper, 14. Auflage 1976

Wendt, L.: Gesund werden durch Abbau von Eiweißüberschüssen, St. Georgen: Schnitzer, 1995

Wendt, L.: Eiweißspeicherkrankheiten, Heidelberg: Haug, 1966

Wenzel, I.: Lehrbuch Handdiagnostik, München: Urban & Fischer, 1999

Whiteside/Stokes/Callaway: Neue Einsichten, München: MIAK-Selbstverlag, 1992

Wolinsky, S.: Quantenbewußtsein, Freiburg: Lüchow, 1994

Worm, N., & Schröder, E. M.: Die Ausdauer-Vollwert-Ernährung, Oberhaching: Sport inform, 1987

Yudkin, J.: Süß, aber gefährlich, Hopferau: Bioverlag Gesundleben, 2. Auflage 1997

Zwiener, G.: Ökologisches Baustoff-Lexikon, Heidelberg: Müller, 2. Auflage 1995

Adressen von Therapeuten, die Kinesiologie professionell einsetzen, sind zu erfragen bei:

DGAK – Deutsche Gesellschaft für Angewandte Kinesiologie e.V.
Dietenbacherstraße 22, D-79199 Kirchzarten
Tel.: 0 76 61 / 98 07 56 (9–11 Uhr)
Fax: 0 76 61 / 12 41

Über die Autoren

Günter Dobler ist Heilpraktiker und arbeitet schwerpunktmäßig mit Augendiagnose, Chiropraktik und Angewandter Kinesiologie. Aus seiner großen praktischen Erfahrung schöpfend, hat er seit Jahren Tausende von Laien in Vorträgen und Kursen mit der Kinesiologie und der gesunden Lebensweise vertraut gemacht. Er lebt in Dornstadt-Tomerdingen und ist Vorsitzender des Naturheilvereins Ulm, Lehrer an einer Heilpraktikerschule, Gesundheitsberater und Fastenleiter. Zu seinen weiteren Veröffentlichungen gehören das Lehrbuch *Kinesiologie. Grundlagen, Praxis, Therapieschemata* (München 1999) sowie ein Standardwerk im Bereich der präklinischen Notfallmedizin.

Informationen über Seminare des Autors bei: Zentrum für Biologisch-medizinische Kinesiologie, Günter Dobler, Maienweg 6, D-89160 Dornstadt-Tomerdingen, Tel. 07348-23860, Fax –24152; oder: IAK Institut für Angewandte Kinesiologie GmbH, Freiburg, Eschbachstr. 5, D-79199 Kirchzarten bei Freiburg, Tel. 07661-98710, Fax -987149

Waldemar Birkholz, Diplom-Ökonom, ist seit vielen Jahren freier Unternehmensberater sowie Seminarleiter zu Themen wie Rhetorik, Ausbildungslehre und Betriebswirtschaft. Des weiteren beschäftigt er sich mit Themen wie „Gesundheitstraining für Führungskräfte" und „Soziales Management in Hilfsorganisationen, Sozialwesen und freier Wirtschaft". Er hat auch die Seminarreihe „Medizinischer Sportbetreuer" entwickelt. Er lebt in Ulm und ist international in unterschiedlichen Bereichen der Seminarorganisation tätig. Er ist Autor oder Koautor mehrerer, zum Teil medizinischer Fachbücher sowie von zahlreichen Veröffentlichungen in Fachzeitschriften.

Informationen über Seminare des Autors bei: Unternehmens- und Wirtschaftsberatung Birkholz, Beimerstetterstr. 25, D-89081 Ulm, Tel. 0731-618733, Fax -618791

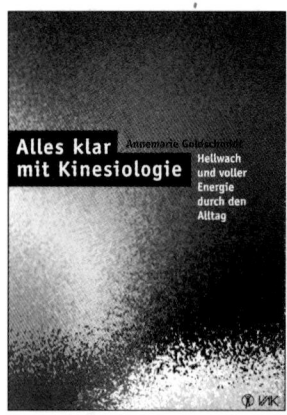

Maggie la Tourelle, Anthea Courtenay:
Was ist Angewandte Kinesiologie?

Was kann die Angewandte Kinesiologie bewirken? Wann kann sie eingesetzt werden? Wie funktioniert das Muskeltesten? Wie werden Energie-
blockaden korrigiert?

Dieser einführende Überblick wendet sich an alle, die sich für ganzheitliche Problembearbeitung und natürliche Heilverfahren interessieren – ob
nun für berufliche Zwecke oder zur Pflege der eigenen Gesundheit. Die
Autorinnen informieren über die vielfältigen Anwendungsgebiete und
Richtungen der Angewandten Kinesiologie, erläutern deren Grund-
gedanken und Hintergründe und schildern Selbsthilfetechniken und Fall-
beispiele.

5. Auflage 1998, 188 Seiten, Paperback (12 x 18 cm),
18,– DM/18,– sFr/131,– öS, ISBN 3-924077-44-4

Annemarie Goldschmidt:
Alles klar mit Kinesiologie
Hellwach und voller Energie durch den Alltag

Fehlt Ihnen im Alltag manchmal der klare Kopf, um alle Anforderungen und
Informationen angemessen zu verarbeiten? Mit den Selbsthilfeübungen dieses Buches können Sie auf einfache Weise Streß, Lern- und Verständnis-
probleme vermeiden oder meistern. Die Übungen schalten alle Sinne ein,
erschließen das Gehirnpotential, verschaffen Ihnen Konzentration und
„Durchblick", halten Ihre Lebensenergie in Fluß und sorgen für innere Ruhe
und Ausgeglichenheit.

2. Auflage 1999, 178 Seiten, 18 Abbildungen, Paperback, 15 x 21,5 cm,
19,80 DM/19,– sFr/145,– öS, ISBN 3-932098-06-4

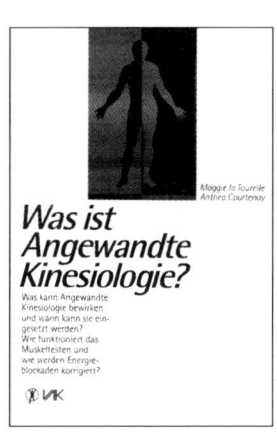

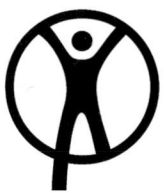

*Das IAK Institut für Angewandte Kinesiologie GmbH, Freiburg,
veranstaltet laufend Kurse in Touch For Health (Gesund durch Berühren), in
Edu-Kinestetik, in Entwicklungskinesiologie und in vielen anderen Bereichen
der Angewandten Kinesiologie. Dank enger persönlicher Kontakte zu den
Pionieren der AK ist das Institut in der Lage, ständig die neuesten Entwick-
lungen auf diesem Gebiet zu präsentieren.*

*Außerdem fördert das Institut die Verbreitung der Angewandten Kinesiologie
im deutschsprachigen Raum durch Literaturempfehlungen und Adressen-
vermittlung.*

*Wer an der Arbeit des Instituts interessiert ist, kann kostenlose Unterlagen
anfordern bei (bitte mit 3,– DM frankierten Rückumschlag beilegen):*

IAK Institut für Angewandte Kinesiologie GmbH, Freiburg
Eschbachstraße 5, D-79199 Kirchzarten, Telefon 076 61-98 71 0, Telefax 076 61-98 71 49